防治脂肪肝的**保肝**食疗方

主编　郭　力　李廷荃

编　者(按姓氏笔画排序)：

王红微　刘艳君　齐丽娜　孙石春

孙丽娜　李　东　何　影　张　彤

张黎黎

U0311877

中国协和医科大学出版社

图书在版编目（CIP）数据

防治脂肪肝的保肝食疗方／郭力，李廷荃主编. —北京：中国协和医科大学出版社，2017.9

ISBN 978-7-5679-0623-5

Ⅰ.①防… Ⅱ.①郭… ②李… Ⅲ.①脂肪肝-食物疗法 Ⅳ.①R247.1

中国版本图书馆 CIP 数据核字（2017）第 091336 号

常见慢性病防治食疗方系列丛书
防治脂肪肝的保肝食疗方

主　　编：郭　力　李廷荃
策划编辑：吴桂梅
责任编辑：方　琳

出版发行：**中国协和医科大学出版社**
　　　　　（北京东单三条九号　邮编 100730　电话 65260431）
网　　址：www.pumcp.com
经　　销：新华书店总店北京发行所
印　　刷：中煤（北京）印务有限公司

开　　本：710×1000　　1/16 开
印　　张：12.25
字　　数：200 千字
版　　次：2017 年 9 月第 1 版
印　　次：2019 年 8 月第 5 次印刷
定　　价：39.00 元

ISBN 978-7-5679-0623-5

前　言

目前，很多家庭的食品消费结构存在着一些不合理的现象，如饮食过于追求精细，营养搭配不合理，营养摄入不均衡，热量、脂肪摄入严重超标等，常常成了导致脂肪肝的重要原因。脂肪肝没有明显的症状或不适，不易被患者察觉，只有并发糖尿病、高血压、冠心病、肥胖症等疾病时，才会表现出相应的症状。因此，要重视脂肪肝的预防，首先应该选择健康的生活方式，如合理膳食等。

中医讲"药食同源"，就是人们常说的"药补不如食补，药疗不如食疗"，这是中华五千年文明史的经验总结。因此，人们一直在探索如何选择、搭配、烹调，并根据自己的身体状况科学调理，既吃得美味可口，又吃得营养均衡，既可使摄入的营养成分有利于防病健体，又可美容助颜，延缓衰老，这就是现代营养学的科学饮食调养方法。然而，食疗方法大多为医生所掌握，寻常百姓对各种疾病的食疗知识了解并不全面。因此，尽快普及营养科学知识，及时指导人们建立健康、文明、科学的生活方式是当务之急，本书就是以此为目的而编写的。

本书详细地介绍了脂肪肝的基础知识和患者的饮食原则，科学系统地介绍了脂肪肝患者适宜食用的蔬菜、肉食、水产品、五谷杂粮、水果以及药膳方等食谱。并对每一道食谱的原料、制作、用法、功效都作了详细的阐述，并配有精美的图片，既见效，又安全。

本书融知识性、实用性、科学性和趣味性为一体，为脂肪肝的防治提供了行之有效的思维方法和食疗防治知识。

由于编者水平有限，书中若存在疏漏或未尽之处，恳请广大读者批评指正，以便再版时修订。

郭　力　李廷荃

2017 年 1 月

目　　录

第一章　防治脂肪肝的基础知识

第一节　什么是脂肪肝

脂肪肝的概念

脂肪肝西医又称脂肪性肝病或肝内脂肪变性，是由于各种原因引起的肝细胞内脂肪蓄积过多的一种病理状态。中医学无脂肪肝的病名，根据症状将其归属于"胁痛""积聚""痰饮""肥气""膨胀""痞证"等范畴。根据其临床表现，现国家标准定名为"肝癖"。

在正常情况下，人体的脂肪有两大类：一类是中性脂肪，可随人的营养状况和机体活动的多少而变化。另一类为类脂，包括磷脂、胆固醇和胆固醇酯，是人体细胞膜的重要组成部分，也是合成胆盐、维生素D、类固醇激素的重要原料，是固定不变的。

正常人肝内脂肪含量占肝脏重量的3%~5%，其中含磷脂占50%，三酰甘油（甘油三酯）占20%，游离脂肪酸占20%，胆固醇约占7%，其余为胆固醇酯等。当肝内脂质含量超过肝湿重的5%，或在显微镜下肝组织切片每单位面积内见30%以上的肝细胞内有脂滴存在时，称为脂肪肝。除此之外，其他脂类成分、糖原含量、羟脯氨酸、肝脏蛋白质及水分也相应改变。但由于脂代谢酶的遗传性缺陷而导致脂肪酸、胆固醇或类脂复合物在肝脏等处沉积的脂质沉积症不属于脂肪肝的范畴。

脂肪肝患者，主要是脂肪酸和三酰甘油量的异常增高，而胆固醇及磷脂等相对增加较少。在不同的病因下，积聚在肝内的脂肪可以是三酰甘油、磷脂、糖脂、胆固醇脂或神经酰胺等。因此，脂肪肝的命名，更确切地讲，应该包括说明脂类的性质，如"磷脂性脂肪肝""固醇性脂肪肝"等。由于大多数的脂肪肝，是由于三酰甘油积聚所致，故一般所讲的脂肪肝即指此类脂肪肝。

随着医学的发展，肝病学家发现，部分脂肪肝患者的肝脏有炎症表现，甚至有些患者的肝脏会出现肝纤维化、肝硬化。因此，目前肝病学家将脂肪肝称为脂肪性肝病，是指各种原因引起的以肝细胞脂肪变性为主的临床病理综合征，包括单纯性脂肪肝、脂肪性肝炎和脂肪性肝硬化等。

脂肪肝的病因

脂肪肝发病率的增高与人们生活水平的提高和饮食结构的改变关系密切。根据病因，脂肪肝可分为营养性、酒精性、肝炎性、药物性、内分泌性等。其中以营养过剩和饮酒过量所引起的脂肪肝最为多见。西医认为，可引起脂肪肝的因素有很多，同一患者身上的脂肪肝可能不止一种因素引起。目前公认的可引起脂肪肝的因素主要有以下七个方面。

1. 营养因素

营养过剩和营养不良均可引起脂肪肝。随着人们生活水平的提高，高热能、高脂肪类食物摄入增多，而运动量却大幅度减少，造成肥胖症、高脂血症的发病率逐年增高。据报道，50%的肥胖患者患有不同程度的脂肪肝。营养不良性脂肪肝常见于全胃肠外营养的患者，另外为了减肥而快速减重者也可能会患脂肪肝。在我国的贫困山区，由于摄入蛋白质不足而患脂肪肝的也不少。

（1）营养过剩：长期过食肥甘厚腻的高脂膳食、糖摄入量过多、素食过少，出现营养过剩，从而引起体内糖、脂肪和蛋白质代谢紊乱，造成血脂或血糖升高，形成营养过剩性脂肪肝。这类患者主要见于肥胖及疾病恢复期的患者，也见于一些运动量过少的正常人。据普查显示，约50%的肥胖者可并发脂肪肝；重度肥胖者，脂肪肝发病率在60%以上。我国常见急性肝炎恢复期和慢性活动性乙肝表面抗原阳性又伴丙氨酸氨基转移酶（谷丙转氨酶）增高者，因不恰当地增加营养和减少体力劳动而致肥胖性脂肪肝。

（2）营养不良：营养不良是一种慢性营养缺乏病，主要是人体长期缺乏能量和蛋白质所致。根据发病原因不同，可分为原发性和继发性两大类。

原发性营养不良主要因食物蛋白质和能量供给或摄入不足，长期不能满足人体生理需要所致，多发生在发展中国家或经济落后地区；在灾荒年代或战争时期发生率最高，各年龄组人群都可发生，但以婴幼儿最为多见。妊娠期、哺乳期、儿童生长发育期，以及婴儿因乳汁不足或断奶后饮食供给不合理，或并发其他传染病等，引起机体热能和蛋白质需要量增加而供给不足的情况下，有时也可诱发原发性营养不良。继发性营养不良多由其他疾病所诱发。常见于吸收不良综合征、慢性感染性疾病和恶性肿瘤等慢性消耗性疾病，由于食欲下降、吸收不良、分解代谢亢进及消耗增加等所致，如炎症性肠病患者脂肪肝的发生率可达15%~54%。

2. 炎症因素

病毒、细菌、寄生虫等各种致病微生物都可引起肝细胞变性坏死及炎性细胞浸润。其中以病毒性肝炎为多见，甲、乙、丙、丁、戊、庚6型肝炎均可合并脂肪肝。

此外，炎症性肠病、胰腺炎、结核感染等均可引起脂肪肝，这些病主要是由于营养不良、缺氧及细菌毒素损害而导致肝细胞脂肪变性。

3. 代谢因素

内分泌疾病，如糖尿病、高血糖代谢生成的三碳化合物被肝细胞摄取转化为脂肪酸，而后酯化为大量的三酰甘油蓄积在肝内。同时，通过对激素的影响而影响脂代谢，造成脂肪肝。

（1）糖尿病：糖尿病是脂肪肝的重要致病因素，约50%糖尿病患者有糖尿病性脂肪肝。1型糖尿病患者发生脂肪肝是由于胰岛素缺乏，血浆脂蛋白清除能力降低。胰岛素抵抗是2型糖尿病的重要表现，减弱了胰岛素对脂代谢的调节，出现代谢紊乱，大量脂肪被动员，循环中游离脂肪酸（FFA）增多促使细胞内脂肪酸堆积，使肝细胞损伤或诱导中性粒细胞和其他炎症细胞的聚集和浸润，导致脂肪肝的发生。

（2）高脂血症：高脂血症与脂肪肝关系密切，其中以高三酰甘油血症关系最为密切。绝大多数常伴有肥胖、糖尿病和酒精中毒。肥胖病患者多伴有明显的肝内脂肪浸润和程度不等的脂肪肝表现。造成肝内脂肪浸润的原因与体内脂肪组织增加、游离脂肪释出增多有关。有效减肥常可使脂肪浸润显著消退。肝炎后脂肪肝则与恢复期患者不恰当增加营养和活动量减少有关。

（3）妊娠：妊娠早期可因持续恶心和频繁呕吐，造成水、电解质平衡紊乱以及营养缺乏和新陈代谢障碍，并发局灶性肝细胞坏死、胆汁淤积和轻度大疱性脂肪肝，大多在补充营养后可随之消失。首次妊娠的36~40周，易发生急性妊娠期脂肪肝，脂肪沉积于肝、胰、脑和肾，病情严重，整个病程为1~2周，母婴死亡率为75%~85%。妊娠期急性脂肪肝的病因尚未明确，可能与妊娠期激素代谢紊乱、营养不良、遗传性疾病、药物不合理应用等因素有关。

4. 中毒因素

能引起脂肪肝的化学因素主要为真性肝毒物，即其致病作用主要与毒物本身的性质及剂量有关，故又常称为可预测性肝毒物质。

根据其作用方式可分为直接和间接肝毒物质两大类。前者可直接损伤肝细胞及其细胞器，而后者多为抗代谢物，是抗特异性代谢过程而引起的肝损伤，除慢性中毒外，化学性因素的致病作用力潜伏期一般较短。药物和毒素可引起小疱性或大疱性脂肪肝，脂肪变常位于小叶中心区，亦可分布于门静脉周围，肝细胞坏死程度不等，主要取决于药物或毒素的种类。

（1）酒精中毒：饮酒是引起脂肪肝的常见病因，饮酒致脂肪肝可能是乙醇对肝内三酰甘油的代谢有直接的毒性作用。健康人，每日饮酒（相当于乙醇的量）100~200克，连续10~12日，不论其饮食是否含蛋白质，均可发生脂肪肝，低蛋白质只是一种加重因素。乙醇是损害肝脏的第一杀手，这是因为乙醇进入人体后，主要在肝脏进行分解代谢，乙醇对肝细胞的毒性使肝细胞对脂肪酸的分解和代谢发生障碍，引起肝内脂肪沉积而造成脂肪肝。饮酒越多，脂肪肝也就越严重。还可诱发肝纤维化，进而引起肝硬化。肝内脂肪蓄积量与嗜酒量及嗜酒持续时间明显相关。

酒精性脂肪肝蓄积的脂肪以三酰甘油为主，过量脂肪蓄积使肝脏明显变大，重达2~2.5千克，甚者可达4~5千克。肝细胞肿胀，充满脂肪滴，细胞核被挤向一侧，相邻的肝细胞膜破裂，融合成脂肪囊。

（2）工业毒物：工业毒物可经皮肤、消化道、呼吸道进入机体导致肝脏损害。其中能引起肝细胞脂肪变性的毒物包括黄磷、砷、锑、铅、铜、汞、钡、苯、氯仿、二硫化碳、二硝基酚、二氯乙烷、二氯丙烷、四氯乙烯、硼酸食盐、铬酸食盐、铀化物等。另外，其他一些化学物质如水杨酸、胺碘酮、四氯化碳、磷、铁等也可引起中毒性脂肪肝。

（3）药物中毒：肝在药物代谢中起着重要作用，大多数药物在肝内经生物转化作用排出体外。在药物代谢过程中，可由于药物本身或其代谢产物的作用对肝造成损害。药物性肝损害约占成人肝炎的10%，50岁以上肝功能损害者中药物所致者甚至高达40%，其中脂肪肝是常见的类型。多种药物可诱发脂肪肝和脂肪性肝炎，如长期应用糖皮质激素、静脉滴注大剂量四环素、雌激素类制剂、三苯氧烷、天冬酰胺酶、甲氨蝶呤等核苷类似物或抗有丝分裂类药物。静脉滴注大剂量四环素、天冬酰胺酶、甲氨蝶呤等主要引起急性小疱性脂肪肝。氯贝丁酯和弹性酶等降血脂药可诱发、加剧脂肪肝和肝功能损害。应该注意的是，抗心律失常药物和抗心绞痛药物所导致的脂肪肝，可通过脂肪性肝炎并发纤维化。

5. 遗传因素

遗传因素主要是通过遗传物质的基因突变或染色体畸形而引起的。其中肝豆状核变性、血β-脂蛋白缺乏症、半乳糖血症、肝糖原贮积病、果糖耐受不良、高酪氨酸血症、结节性非化脓性脂膜炎、乙酰辅酶A脱氢酶缺乏等遗传性疾病可引起大疱性脂肪肝。先天性代谢缺陷，如线粒体脂肪酸氧化遗传性缺陷、尿素循环酶先天性缺陷等可引起小疱性脂肪肝。无论是酒精性脂肪肝，还是非酒精性脂肪肝，都存在一定的遗传发病因素。

6. 精神心理和社会因素

许多脂肪肝的发病因素，可与精神、心理和社会因素有关，在不同的国家和地区、不同的人群以及不同的时期，脂肪肝的发病率及其病因分布不一。如在发达国家和地区，酒精中毒、肥胖病、糖尿病是脂肪肝的三大原因，而营养不良性脂肪肝仅流行于部分落后地区。在我国苏、浙、沪一带，肥胖、糖尿病相关性脂肪肝的发病率高于酒精性脂肪肝；而在我国西南、北方地区，则以酒精性脂肪肝为主。现代化的工作环境，多坐少动的生活方式，高热量的饮食结构及生活懒散等因素易诱发脂肪肝。而现代工作生活压力增加等可导致酗酒等不良嗜好的发生率上升，又促使脂肪肝的发生。

7. 其他隐源性脂肪肝

小肠改道手术治疗肥胖症；原发性脂肪肝以及某些消化疾病引起的脂肪代谢障碍；不良的饮食习惯等，常可成为脂肪肝的诱发因素。

三、脂肪肝的症状

脂肪肝的表现因引起疾病的原因不同而有差异，有25%以上的脂肪肝患者无任何临床症状，尤其是一些轻度脂肪肝患者，故难以从临床上被发现；而中、重度脂肪肝患者，特别是病程较长、病情较重者，其临床症状比较明显，且与肝脏浸润的程度成正比；当肝内过多的脂肪被移除后，症状即可消失。脂肪肝的常见症状有以下几方面。

1. 肥胖或消瘦

体格检查时发现形体肥胖或消瘦。有50%肥胖者伴有脂肪肝（尤其是中、重度肥胖者），故呈肥胖外观者占多数。他们常感食欲不振、全身乏力，有的面部和眼球结膜有脂质沉着，皮肤油光，舌苔黄腻或有齿痕；也有一些脂肪肝患者，因营养不良，形体呈消瘦状。肝脏触诊，有半数以上患者，可触及肝脏肿大，一般在右肋下2~3厘米，也有极度肿大者。肝脏表面光滑，边缘呈钝圆、软或中等硬度（Ⅱ度），一般无压痛，少数患者有轻度压痛或叩击痛，而脾脏肿大者极为少见。

2. 消化道症状

一般来说，有26%~50%的脂肪肝患者没有临床症状。但有些患者有食欲减退、恶心、呕吐、嗳气、体重减轻、疲乏感、食后腹胀，以及右上腹或肝区有疼痛感，且在食后或运动时更为明显；常有便秘或便溏，还有少数患者有流涎等症状。

3. 循环系统症状

有的患者会出现体液潴留，重症脂肪肝患者可见腹水及水肿，血清电解质改变；类似肝硬化者可出现低钾和低钠。肝中脂肪减少后，体液潴留及电解质紊乱可纠正。少数重症脂肪肝患者体液潴留，心脏扩大，循环时间缩短，有高搏出量心力衰竭。还有的患者出现蜘蛛痣及门静脉高压。治愈后，蜘蛛痣即消失，食管静脉曲张、门脉高压是暂时性改变，脂肪肝治愈后可完全恢复正常。有的病例伴有各种维生素缺乏的表现，包括末梢神经炎、舌炎、口角炎、皮肤过度角质化、皮下淤斑等。脂肪肝偶有引起肺、脑血管脂肪栓塞者。

4. 其他症状

（1）糖尿病脂肪肝：患者除有糖尿病的表现（三多一少，即多食、多饮、多尿及体重减少）外，常缺乏特异的临床表现。轻度脂肪肝多无自觉症状，中、重度脂肪肝患者，自觉上腹部不适、肝区胀痛、恶心、呕吐、厌食、腹胀、倦怠等，可有轻度肝脾肿大。

（2）酒精性脂肪肝：轻度酒精性脂肪肝患者多无症状，中度以上可有乏力、倦怠、易疲劳、右上腹不适、恶心、食欲不振、腹胀等，少数可出现低热、黄疸、腹泻、手颤等。重度脂肪肝患者，可并发脂肪栓塞。如果继续长期饮酒，则会发展成为酒精性肝炎或酒精性肝硬化。

（3）肝炎后脂肪肝：肝炎后脂肪肝是我国常见的脂肪肝疾病之一，多发生于急性病毒性肝炎恢复期或慢性肝炎过程中。前者是病毒性肝炎并发脂肪肝（或称病毒性肝炎继发性脂肪肝），即病毒性肝炎作为脂肪肝的一种原因，先有病毒性肝炎，后有脂肪肝；后者为病毒性肝炎合并脂肪肝。部分患者除体重增加外，无明显症状。多数患者可表现为原有的症状加重，如乏力、食欲不振、腹胀、腹泻等。有的患者因肝体积增大，肝包膜伸长而使肝区疼痛加剧。个别患者可因胆管受压而出现轻度黄疸。

（4）营养不良性脂肪肝：营养不良性脂肪肝见于恶性营养不良性疾病、肠旁路手术后以及吸收不良综合征和慢性消耗性疾病患者，偶见于过度节食减肥者，儿童挑食偏食者等。

（5）药物性脂肪肝：药物性肝损伤，通常在用药2周内发病，3个月后发病的，一般很少见。停药后几日或几周，肝毒性可有改善。有直接中毒（包括蓄积中毒）和过敏反应两大类，常见为发热、皮疹、黏膜炎、血管炎、骨髓炎、局灶性肺炎、胰腺炎及肾衰竭等。

（6）妊娠脂肪肝：多在第一次妊娠34~40周发病，轻者可无肝功能暴衰症状，多数患者首先表现为消化道症状，先是剧烈的持续呕吐，偶有腹痛，腹痛多位于正中上腹、右上腹或右下胸部。数日后出现黄疸，并迅速加深，不发热，常有心动过速及头痛；病情迅速发展可出现嗜睡、昏迷、抽搐、少尿、出血倾向。常在胎死腹中或分娩死胎后病情加重。

（7）脑病脂肪肝综合征：主要发生在小儿和青少年，发病前常出现某种病毒感染、感冒症状及水痘，在感染症状改善2~3日后，开始出现难以控制的呕吐和腹痛，数小时进入谵妄、痉挛、木僵和去大脑皮质状态，最后陷入昏迷。

第二节　防治脂肪肝的日常饮食指导

 防治脂肪肝的饮食原则

要想身体健康，就要"管住嘴，迈开腿"。人体通过一日三餐摄入食物，获取适量的蛋白质、脂肪和糖类以维持机体正常的生理功能，并完成日常的生活和工作，但过多摄入则可使人的体重增加，脂肪合成增多，增多的脂肪沉积于肝细胞中，就形成了脂肪肝。此外，摄入的食物中脂肪的含量高也是脂肪肝发生的重要诱因。因此，控制合理的进食量，保持合理的饮食结构，可有效避免脂肪在肝中沉积。

合理的饮食结构即优质蛋白、高维生素、低脂低糖饮食，多吃富含维生素及纤维素的蔬菜及低糖水果。每日人体需求的营养素超过 40 种，靠一种或简单的几种食物不可能满足脂肪肝患者的营养需求。每日摄入各类食物，应包括谷类、动物性食物、蔬菜和水果、豆制品、奶制品，以到达"均衡炊事"，保持合理的营养素供给。

1. 合理控制机体总热量摄入

热量主要来源于食物中的蛋白质、脂肪、糖类。热量过剩会转化为脂肪沉积在肝中，热量摄入减少有利于肝细胞内的脂肪氧化消耗，所以适当控制每日摄入的总热量，对于因营养过剩引起的脂肪肝尤其重要。

（1）先计算出标准体重：标准体重（千克）= 身长（厘米）-105（或 100），男性 165 厘米以上减 105，而女性和男性 165 厘米以下者减 100。

体重要在早起如厕后、吃早饭前测量。如果要参加宴会，最好从前一日就开始减少饮食量，坚持 3 日左右。

（2）了解胖瘦程度：体重指数（BMI）作为判断胖瘦的标准，体重指数（BMI）= 体重（千克）/身高（米）×身高（米），BMI 介于 18.5 ~ 22.9 为正常体重，≥23 为超重，≥25 为肥胖。肥胖者应逐步减肥，使体重降至标准体重范围内。

（3）每日所需能量值：以标准体重计算，从事轻度活动，体重在正常范围内的人群每日每千克应供给热量 126~147 千焦（30~35 千卡），以防止体重增加和避免加重脂肪堆积。对于肥胖或超重者，每日每千克应为 84 ~ 105 千焦（20 ~ 25 千卡），以控制或减轻体重，争取达到理想或适宜体重。

2. 合理分配饮食中三大营养素的比例

蛋白质占总热量的 15% ~ 20%，其中 1/3 是动物蛋白；脂肪（包括食用植物油和食物中所含脂肪）占 20% ~ 25%；糖类占 50% ~ 60%。计算时首先安排蛋白质和脂肪的量，然后用糖类补足每日所需热能的总量。

（1）适量提供脂肪供给：健康人脂肪摄入占总热量的 30%，且饱和脂肪酸、单不饱和脂肪酸、多不饱和脂肪酸各占 1/3。脂肪肝患者仍应给予适量的脂肪，而且必需脂肪酸参与磷脂的合成，才能使脂肪从肝顺利运出，对预防脂肪肝有利。但脂肪肝患者应以低脂饮食为宜，尽量摄取植物性脂肪；少食动物性脂肪；限制胆固醇摄入量，这也是我们常说的饮食要清淡的重要性。

具体做法：按标准体重计算每千克体重每日可给脂肪 0.5 ~ 0.8 克，建议每日给予脂肪<40 克，占总能量的 20%～25%为宜。且提倡低胆固醇食物的摄入，选用植物油或含长链不饱和脂肪酸的食物，如橄榄油、菜籽油、茶油等。这类食物含单不饱和脂肪酸，不含胆固醇，但含有谷固醇、豆固醇和必需脂肪酸，可阻止或消除肝细胞的脂肪变性，对防治脂肪肝有一定益处；少吃动物油或含饱和脂肪酸的食物，如猪油、牛油、羊油、黄油、奶油等；减少含胆固醇的食物摄入，如荤油、鱼子、虾子、蛋黄、动物内脏、鸡皮、烧鹅、蟹黄等要少吃。

（2）提高饮食中蛋白质的质和量：蛋白质含有胆碱、蛋氨酸、胱氨酸、色氨酸、苏氨酸和赖氨酸等抗脂肪肝营养素，利于脂肪转变为脂蛋白并输出肝，供给充足的蛋白质，防止肝的脂肪沉积，有利于肝细胞功能的恢复和再生；适量的高蛋白饮食，有利于减轻体重，并刺激机体新陈代谢，正常人每日需要蛋白质的量为每千克体重 1.0～1.2 克，占总热量的 10%～15%。脂肪肝患者可适当增加。

具体做法：一般每日每千克体重可给蛋白质 1.2～1.5 克，每日摄入蛋白质量控制在 110～115 克，重体力劳动者可加至每日 115～210 克，占总能量的 10%～15%为宜，并提高优质蛋白质的比例，例如豆腐、腐竹等豆制品，瘦牛羊肉、鱼、虾、脱脂奶等。

（3）控制糖类的摄入：我们日常主食中粮谷类含有丰富的糖类，正常人每日需要的糖类为 4～6 克/千克，占总热量的 60%～70%。糖类摄入过多造成的过剩热量也会转化为脂肪储存起来，逐渐形成脂肪肝。糖类摄入过多可增加胰岛素分泌，促使糖转化为脂肪，不利于脂肪肝的恢复。因此，应注重控制糖类的摄入量。

具体做法：一般糖类每日每千克体重可给 2～4 克，过分限制糖类可使机体对胰岛素的敏感性降低。因此，每日糖类以占总能量的 50%～60%为宜。特别应注意少吃蔗糖、果糖、葡萄糖和含糖量高的食物，如蜂蜜、果酱、果汁、糕点等；禁食富含单糖和双糖的食品，如高糖糕点、冰淇淋、干枣和糖果等，以促进肝内脂肪消退。

（4）多吃矿物质和膳食纤维丰富的食物：矿物质有利于机体代谢物的排出，膳食纤维可降低胃排空时间，减少脂肪和糖的摄入和吸收，具有降血脂、降血糖的作用。有利于调节血脂、血糖。

具体做法：脂肪肝的患者饮食不宜过精过细，应粗细杂粮搭配，多食用蔬菜、水果和菌藻类等。如燕麦、玉米、糙米、干果、豆类、海带、木耳等含矿物质和膳食纤维丰富的食物。这些食物中含极丰富的亚油酸、钙、硒、卵磷脂、维生素 E 和较多的纤维素，可降低血清胆固醇、三酰甘油，中和体内因过多食用肉食和蛋类所产生的过多的酸，保持人体酸碱平衡，并可将肠道内过多的脂肪、糖、毒素排出体外，起到降脂作用；充足的蔬菜、水果也可提供机体食物纤维的需求。脂肪肝患者食物中膳食纤维的含量应从每日 20～25 克增加至 40～60 克。

3. 多饮水、饮茶

饮水可促进新陈代谢，减少代谢产物和毒素对肝的损害，起到养肝护肝的功效。

常喝茶有益于防治脂肪肝。茶中所含茶多酚可增加肝脂酶的活性、降低肝组织中过氧化脂质含量，对脂肪肝有一定的防治作用。茶中所含茶色素抗动脉粥样硬化的作用非常明显，还可促进纤溶和降低血小板黏附率。茶叶中的芳香物质能溶解脂肪，解除油腻。绿茶在降低胆固醇方面最具功效，其次是茉莉花茶、乌龙茶、铁观音和普洱茶。

但一些人为去油腻，习惯吃完肉、蛋、鱼等高蛋白、高脂肪的荤食后，立即喝茶，有些人还喜欢喝浓茶。这种做法都是不对的。因为浓茶中含有大量的鞣酸，鞣酸能抑制消化液的分泌，并且鞣酸与蛋白质结合，会生成不易消化的物质，影响胃内食物的消化和吸收。另外，鞣酸还具有收敛作用，可使肠蠕动减慢，从而延长粪便在肠道内停留的时间，不但形成便秘，而且还容易使有毒物质和致癌物质被人体吸收，有害人体健康。所以，饭后尤其是食用高蛋白食物后，不宜喝浓茶。

建议参考以下一天的饮水、饮茶养肝方案：

（1）起床后喝杯温开水：每日起床后，饮用200毫升左右温开水即可。能补充体液，促进气血运行，滋养肝脏，并能帮助肝肾排毒，增强肝肾的生理功能。如果是肝火旺盛的便秘患者，可以在温开水中放点蜂蜜，滋补肝阴，有助于降肝火。

（2）工作前喝一杯红糖水：到了办公室之后，稍作休息，放松身心，上午9点前最好喝一杯温开水，里面放一点红糖。适当给肝、脾、胃一点营养物质，这样我们工作一整日都会精气神十足。

（3）9~11点半来杯热茶：这段时间人们往往会投入到忙碌而紧张的工作中，为此，中间可以适当喝水。工作时，经常处于紧张而忙碌的状态，身心都会感到疲劳，不妨起身远眺，顺便喝杯水。可饮用一杯热茶，细细品味，全面放松。

（4）下午茶时间喝杯水：下午1点半左右，人们往往又投入到了紧张忙碌的工作中。基本上大家的注意力会集中2个小时左右，3点半到4点半之间，可稍作休息，顺便饮水一杯，缓解周身的疲劳。

（5）晚饭前来杯温开水：晚饭前来杯温开水可增加饱腹感，能防止晚上进食过多，增加肝脏负担。吃完饭1个小时，可以再喝点温开水，促进气血运行，缓解疲劳、促进消化。晚上9点之后，最好不要喝水，以防止增加肝肾负担。

4. 补充足够的维生素和微量元素

实验证实，饮食中缺乏B族维生素和维生素E可以引起肝小叶中央区脂肪变性甚至坏死。相反，及时补充富含B族维生素或维生素E可防止肝细胞脂肪变性，抑制肝坏死和肝纤维化的发生。

B 族维生素有 B_1、B_2、B_6、B_{12}、烟酸、泛酸、叶酸等。

富含维生素 B_1 的食物，如黄豆芽、绿豆芽、麦芽、糠皮、豌豆苗、花生、芹菜、莴笋等。

富含维生素 B_2 的食物，如大豆、香菇、紫菜、茄子、绿叶菜、动物肝脏及禽蛋等。

富含维生素 B_6 的食物，如鱼虾、动物肝肾、肉类、土豆和酵母等。

富含维生素 E 的食物，如橄榄油、豆类、坚果类、绿叶蔬菜等。

微量元素硒与维生素 E 联用，有调节血脂代谢，阻止脂肪肝形成及提高机体氧化能力的作用，对高脂血症也有一定的作用，动物性食物如肝、肾、肉、蛋和海产品等都是良好的来源。

限制饮酒

1. 控制饮酒量

进入人体的酒精绝大多数是通过肝脏代谢分解的，酒精代谢的速度是每小时 60~200 毫克/千克体重。因此，人体肝脏在一定时间内能承受的酒精量是有限的。据统计，大多数成年人肝脏每日能代谢的酒精量大约为男性 40 克，女性 20 克。对于正常人来说，饮酒在这个酒精量范围内可能不会导致脂肪肝。但对于肥胖、2 型糖尿病及肝炎的患者，即使饮酒量较小，也可能会引起脂肪肝或加重肝损伤，因此，这些患者应当戒酒。

2. 掌握好饮酒方式

亲朋好友聚会的时候，饭桌上总少不了酒，在喝酒助兴的同时掌握适当饮酒方式可将酒精对人体的伤害降至最低。

（1）慢点喝、兑水喝：最好的饮酒方法，就是慢慢饮用，将酒精缓缓摄入体内。这样做可以给肝脏留出一定的处理时间。兑水或冰块喝酒的话，酒精也会一点点缓慢地进入体内，能够保护肝脏。另外，像威士忌、二锅头等度数高的酒对胃黏膜刺激性很强，容易损伤胃壁，饮酒过量很容易导致食管癌和喉咙癌，因此一定要控制好饮用量。

（2）边吃边喝：如果一边吃一边喝，血液就会汇集在肠胃中，肝脏内的血液也比平时增加 7~8 倍，血液充足，工作起来更轻松。坚持"吃一口、放下筷子、喝一口酒"的饮酒方式，饮酒速度自然就会慢了下来，血液中酒精浓度的峰值也不会太高，进而肝脏也有余力分解酒精，饮酒总量也会减少。

（3）不可空腹喝酒：空腹饮酒，会加速胃吸收酒精的速度，是边吃食物边饮酒时的 1.5~2 倍，同时血液中的酒精浓度也会快速升高，并且酒精会随着血液循环到身体的各处。所以，当你沉浸在酒香中时，肝脏为了要分解被吸收的酒精，只能努力超负荷地运转。空腹饮酒会损伤胃黏膜，而边吃边喝就不会加重肝脏的负担。此外，只喝酒不吃饭，会缺乏肝脏正常运转所需的蛋白质、维生素等营养成分，进而加重肝脏的负担。

（4）酒不可混着喝：单纯喝一种酒很容易喝腻，而几种酒混着喝口味就千变万化，很容易就会喝超量。如果所喝酒精量不超过肝脏的处理能力还好，但是一般人都缺乏自控力，所以喝酒时不要混着喝。

3. 饮酒同时补充蛋白质和维生素

饮酒，尤其是大量饮酒时，常常会产生饱腹感，所以喝完酒后就不再吃饭了，其实这是非常有害的。饮酒后不吃饭或进食少，容易出现蛋白质和维生素缺乏，此时如果补充蛋白质及维生素 C、维生素 E、微量元素硒等重要的抗氧化剂，可减少酒精对人体的伤害。

饮酒时，对肝脏有益的是富含高蛋白、高维生素的食物。这是因为肝脏里分解酒精的酶、击退病毒的免疫物质等，都是由蛋白质形成的。因此，摄入蛋白质能够帮助增强肝脏的代谢功能，促进酒精代谢。蛋白质大约由 20 种氨基酸构成，其中 9 种必需氨基酸是人体自身无法合成的，需要从食物中摄入。富含蛋白质的食物，主要有肉、鱼和大豆。特别是大豆，不仅富含有植物性蛋白质，而且还含有肉、鱼等动物性蛋白质中所缺乏的必需氨基酸。因此，下酒菜要尽量选择植物性蛋白质含量丰富的，如豆腐、毛豆等。维生素也是对肝脏非常重要的营养素，这是因为肝脏进行蛋白质、脂质和糖类等的代谢，需要大量的维生素进行协助。但是人体内的维生素含量无法满足这些代谢需要，因此需要每日从食物中积极地摄取，可以多吃富含维生素的食物，比如新鲜的蔬菜、水果等。

脂肪肝患者宜常吃的食物

肝脏能将我们从食物中摄取的营养素转换成便于身体利用的形式，然后储存或输送到血液中，这些功能主要受自主神经系统的支配。因为自主神经系统控制着消化、吸收、代谢等，能使身体保持正常运转的状态。因此吃好一日三餐，就能强化肝脏的代谢，抑制肝功能障碍和肝炎的加剧，有助于预防脂肪肝的发生。生活中有很多食物对肝脏有很好的保护作用，无论是健康者还是脂肪肝患者，都可以常食之来保护肝脏。

1. 蔬菜类

（1）洋葱：洋葱所含的烯丙基二硫化物、硫氨基酸等具有降低胆固醇及杀菌作用。所含的前列腺素 A 可降低血压，具有舒张血管的功能。洋葱还含有降血糖物质甲苯磺丁脲和抗癌物质栎皮黄素。而脂肪肝患者常伴有高血压、高脂血症和糖尿病。因此，可以说洋葱是脂肪肝患者的食物佳品。此外，洋葱还含有较多的谷胱氨酸，这是一种抗衰老物质，能推迟细胞的衰老，多食能使人延年益寿。

（2）芹菜：芹菜含有大量的膳食纤维，可刺激胃肠蠕动、促进排便，故便秘者食之有治疗和预防便秘的作用。

（3）萝卜：萝卜含有丰富的膳食纤维素和维生素。萝卜中的芥子油和膳食纤维可促进胃肠蠕动，有助于体内废物的排出。萝卜中还含有一种促进脂肪代谢的酶，能减少脂肪在体内的蓄积。

（4）白萝卜：白萝卜性凉味辛甘，可消积滞、化痰清热、下气宽中、解毒。古有"冬吃萝卜夏吃姜，一年四季保安康"的说法。白萝卜所含热能较少，纤维素较多，吃后易产生饱胀感，这些都有助于减肥。白萝卜能诱导人体自身产生干扰素，增加机体免疫力，并能抑制癌细胞的生长，对防癌、抗癌有重要作用。白萝卜中的芥子油和精纤维可促进胃肠蠕动，有助于体内废物的排出。常吃白萝卜可降低血脂、软化血管、稳定血压，预防冠心病、动脉硬化、胆石症等疾病。脾胃虚寒者等不宜多食。溃疡病、单纯甲状腺肿、孕妇及子宫脱垂等患者忌食白萝卜。不与人参、西洋参等参类同用。

（5）胡萝卜：胡萝卜能提供丰富的维生素 A，具有促进机体细胞正常生长与繁殖、维持上皮组织、防止呼吸道感染及保护视力，治疗夜盲症和眼干燥症等功能。胡萝卜能增强人体免疫力，有抗癌作用，并可减轻癌症患者的化疗反应，对多种脏器有保护作用。妇女进食胡萝卜可以降低卵巢癌的发病率。胡萝卜内含琥珀酸钾，有助于防止血管硬化，降低胆固醇，对防治高血压有一定效果。胡萝卜素可以清除致人体衰老的自由基。胡萝卜所含丰富 B 族维生素和维生素 C 等营养成分也有润肤、抗衰老的作用。现在有建议不将大量胡萝卜与酒同食，大量胡萝卜素与酒精一同进入人体，易在肝脏中产生毒素，影响肝脏功能。

（6）黄瓜：鲜黄瓜含有丙醇二酸，这种物质有抑制体内糖类物质转为脂肪的功能，常食能有效地减少脂肪在体内的堆积。黄瓜中还含有纤维素，可促进肠道中的腐败物排泄，有助于降低血胆固醇和三酰甘油。

（7）番茄：番茄所含丰富的膳食纤维与体内生物碱结合后，可由消化道排出体外，而体内生物食盐需由胆固醇来补充，随着体内生物食盐的排出，血液中胆固醇的含量就减少了。因此，番茄是防治脂肪肝、高脂血症的好帮手。急性肠炎、菌痢及溃疡活动期患者不宜食用。烹调时不要久煮。烧煮时稍加些醋，则能破坏其中的有害物质番茄碱。青色未熟的西红柿不宜食用。

（8）菜花：菜花又称花椰菜，有白、绿两种，绿色的又叫西兰花。白、绿两种菜花营养、作用基本相同，绿色的较白色的胡萝卜素含量要高些。常吃菜花可增强肝脏解毒能力并能提高机体的免疫力，可预防感冒和坏血病的发生。

（9）茄子：茄子纤维中所含的皂草苷，具有降低胆固醇的功效，适用于各种脂肪肝患者，尤其是痛经、慢性胃炎、肾炎水肿及内痔便血伴有脂肪肝的患者。茄子性凉，脾胃虚寒患者不宜多吃。秋后的老茄子含有较多茄碱，对人体有害，不宜多吃。

（10）竹笋：竹笋性味甘寒，具有滋阴凉血、清热化痰、解渴除烦、利尿通便、养肝明目的功效。竹笋具有低脂肪、低糖、多纤维的特点，本身可吸附大量的油脂来增加味道，所以高血脂及肥胖的脂肪肝患者，如果经常吃竹笋，每顿进食的油脂就可以被它所吸附，从而降低胃肠黏膜对脂肪的吸收和积蓄，达到减肥及防治脂肪肝的目的，并能减少与高脂有关的疾病的发生。由于竹笋富含纤维素，能促进肠道蠕动、帮助消化、消除积食、防止便秘，故有一定的预防消化道肿瘤的功效。但是，由于竹笋中含有较多的草酸，会影响人体对钙的吸收，所以正在长身体阶段的儿童不宜多食。食用前应先用沸水焯过，以去除笋中的草酸。鲜笋存放时不要剥壳，否则会失去清香味。有尿路结石者不宜食用。

（11）蒜苗：蒜苗含有辣素，其杀菌能力可达到青霉素的1/10，对病原菌和寄生虫都有良好的杀灭作用。蒜苗具有明显的降血脂及预防冠心病和动脉硬化的作用，并可防止血栓的形成。它能保护肝脏，诱导肝细胞脱毒酶的活性，可以阻断致癌物质亚硝胺的合成，从而预防癌症的发生。肝病患者过量食用，有可能造成肝功能障碍。不宜烹制得过烂，以免辣素被破坏，杀菌作用降低。消化功能不佳的人宜少吃。过量食用会影响视力。

（12）绿豆芽：绿豆芽可清热解毒，利尿除湿，解酒毒热毒。绿豆芽营养丰富，绿豆在发芽过程中，维生素 C 会增加很多，而且部分蛋白质也会分解为各种人体所需的氨基酸，可达到绿豆原含量的 7 倍，所以绿豆芽的营养价值比绿豆更大。绿豆芽中含有核黄素，口腔溃疡的人很适合食用。绿豆芽富含纤维素，是便秘患者的健康蔬菜，有预防消化道癌症（食管癌、胃癌、直肠癌）的功效，它有清除血管壁中胆固醇和脂肪的堆积、防止心血管病变的作用。适用于各种脂肪肝患者。绿豆芽是祛痰火湿热的家常蔬菜，凡体质属痰火湿热者，血压偏高或血脂偏高，而且多嗜烟酒肥腻者，常吃绿豆芽，就可以起到清肠胃、解热毒、洁牙齿的作用。脾胃虚寒之人不宜久食。绿豆芽性寒，长期食用应配上一点姜丝，用以中和绿豆芽的寒性。烹调时油盐不宜太多，要尽量保持其清淡的性味和爽口的特点，芽菜下锅后要迅速翻炒，适当加些醋，才能保存水分及维生素 C，并保持口感。绿豆芽纤维较粗，有比较好的饱腹感。

（13）卷心菜：卷心菜具有防衰老、抗氧化的功效。卷心菜维生素C的含量较高，富含叶酸，能提高人体免疫力，预防感冒。新鲜的卷心菜具有杀菌消炎作用，凡咽喉疼痛、外伤肿痛、蚊叮虫咬、胃痛牙痛之类都可多食用卷心菜。卷心菜中含有某种溃疡愈合因子，对溃疡有着很好的治疗作用，能加速创面愈合。多吃卷心菜，可增进食欲，促进消化，预防便秘。适用于各种脂肪肝患者，尤其是脂肪肝伴有糖尿病、肥胖贫血、孕妇、消化道溃疡患者的理想食物。

（14）芦笋：夏季食用芦笋，有清凉降火作用，能消暑止渴。适用于各种脂肪肝患者，尤其是脂肪肝伴有心脏病、高血压、心动过速、疲劳症、水肿、膀胱炎、肝功能障碍和肥胖患者及孕妇有一定的疗效。多吃芦笋能起到补充叶酸的功效。痛风和糖尿病患者不宜多食。芦笋不宜生吃，也不宜久存，保存时间不应超过1周，应低温避光保存。芦笋中的叶酸很容易被破坏，所以应避免高温烹煮。用于辅助治疗肿瘤疾患时应保证每日食用才能有效。

（15）莴笋：莴笋能改善消化系统和肝脏功能，刺激消化液的分泌，促进食欲。适用于各种脂肪肝患者，尤其是老人、儿童更适合。莴笋中的某种物质对视神经有刺激作用，各种眼疾患者不宜多食。

（16）冬瓜：冬瓜含有许多维生素、蛋白质和矿物质，含钠量低，有清热、消痰、利水、减肥、解毒等功效。是肥胖者的理想蔬菜，适用于肥胖性脂肪肝患者常食用。因冬瓜性寒，故久病患者及阴虚火旺者应少食。

（17）南瓜：南瓜可以有效地防治高血压以及肝脏和肾脏的一些病变。南瓜中含有丰富的果胶和微量元素钴。其中维生素A含量胜过绿色蔬菜。果胶可延缓肠道对糖和脂质的吸收；钴的含量较高，是其他任何蔬菜都不可相比的，它是胰岛细胞合成胰岛素所必需的微量元素，因此常吃南瓜还有助于防治糖尿病。此外，南瓜还能消除致癌物质——亚硝酸胺的突变作用，其中的果胶还可以中和清除体内重金属和部分农药，故有防癌防中毒的作用，并能帮助肝、肾功能减弱患者增强肝肾细胞的再生能力。

（18）苦瓜：苦瓜具有除邪热、解劳乏、清心明目的功能。苦瓜中的苦味一部分来自于它所含的有机碱，苦瓜不但能刺激人的味觉神经，使人增进食欲，还可加快胃肠运动，有助消化。苦瓜中含有类似胰岛素的物质，有明显的降血糖作用。它能促进糖分分解，具有使过剩的糖分转化为热能的作用，能改善体内的脂肪平衡。苦瓜还能抑制过度兴奋的体温中枢，起到消暑解热的作用。苦瓜适用于各种脂肪肝患者，尤其是糖尿病伴有脂肪肝患者。脾胃虚寒患者、阳虚患者不宜食用。

（19）海带：海带含丰富的牛磺酸，可降低血液及胆汁中的胆固醇；海带所含纤维素和褐藻酸类物质如藻胶酸、昆布素等可抑制胆固醇的吸收并促进其排泄。经常食用海带，可使血胆固醇含量明显降低。

（20）山药：山药因其营养丰富，自古以来就被视为物美价廉的补虚佳品，既可作主食，又可作蔬菜。山药中含有黏蛋白、淀粉酶、皂苷、游离氨基酸、多酚氧化酶等物质，且含量较为丰富，具有滋补作用，为病后康复食补之佳品。山药含有脂肪较少，几乎为零，而且所含的黏蛋白能预防心血管系统的脂肪沉积，防止动脉过早发生硬化。山药可增加人体 T 淋巴细胞，增强免疫功能，延缓细胞衰老，有很好的减肥健美作用。山药中的黏液多糖物质与矿物质类相结合，可以形成骨质，使软骨具有一定弹性。山药宜去皮食用，以免产生麻、刺等异常口感。山药有收涩的作用，故大便燥结者不宜久食。

2. 肉食类和水产品类

（1）兔肉：兔肉属于高蛋白质、低脂肪、少胆固醇的肉类。适用于各型脂肪肝患者。尤其是老年人、妇女更适合。更是肥胖者和肝病、心血管病、糖尿病患者的理想肉食。

（2）蚕蛹：蚕蛹是宝贵的动物性蛋白质来源，对机体糖和脂肪代谢能起到一定的调节作用，蚕蛹油可以很好地降血脂、降胆固醇，蚕蛹对辅助治疗高胆固醇血症和改善肝功能有显著的作用。适宜于脂肪肝、高脂血症、高血压病及糖尿病患者食用。

（3）海鱼：海鱼含有丰富的优质蛋白质、多种维生素、无机食盐以及人体必需的微量元素，尤其富含具有调节血脂代谢的多不饱和脂肪酸。经常吃海鱼，对防治脂肪肝、高脂血症、冠心病有很多好处。

3. 五谷杂粮类

（1）燕麦：燕麦含丰富的亚油酸和皂苷素，可降低血胆固醇、三酰甘油。长期食用燕麦，对降低人体血胆固醇和三酰甘油均有显著效果，对防治脂肪肝、动脉粥样硬化、高血压、糖尿病也有较好的效果。此外，燕麦粥还有良好的通便作用。还有改善血液循环、预防骨质疏松、促进伤口愈合、防止贫血的功效，是补钙佳品。因为燕麦易引起胃痉挛或胀气，建议一次不宜食用太多，每次 30~50 克，每周 1 次。以水熬成稀粥食用为最佳。另外，有呼吸系统疾病的患者不宜食用。

（2）荞麦：荞麦含有丰富的维生素 E、维生素 P（芦丁）、烟酸，丰富的镁、黄酮成分和可溶性膳食纤维等，其所含膳食纤维极其丰富，是普通大米的 10 倍；荞麦中含有丰富的赖氨酸成分，铁、锰、锌等微量元素比一般谷物丰富，所以荞麦具有很好的营养保健作用。芦丁有降低人体血脂和胆固醇、软化血管、保护视力和预防脑血管出血的作用；烟酸成分能促进机体的新陈代谢，增强解毒能力，还具有扩张小血管和降低血液胆固醇的作用；镁能促进人体纤维蛋白溶解，使血管扩张，抑制凝血块的形成，具有抗栓塞的作用，也有利于降低血清胆固醇。黄酮具有抗菌、消炎、止咳、平喘、祛痰的作用。因此，荞麦还有"消炎粮食"的美称。另外，这些成分还具有降低血糖的功效。中医学认为，荞麦性味甘平，有健脾益气、开胃宽肠、消食化滞的功效。对于脂肪肝合并糖尿病的患者更为适宜。每次50克，每周1~2次，以加工成细粉后与小麦面粉混合后做成主食服用为最佳。荞麦一次不可食用太多，否则易造成消化不良。脾胃虚寒、消化功能不佳、经常腹泻的人不宜食用。另外，荞麦是发物，各种炎症发作期患者及长期慢性病患者不宜多食。

（3）玉米：玉米中的纤维素含量很高，具有刺激胃肠蠕动、加速粪便排泄的特性，可防治便秘、肠炎、肠癌等；玉米有长寿、美容作用。玉米胚尖所含的营养物质能增强人体新陈代谢功能、调整神经系统功能，能起到使皮肤细嫩光滑，抑制、延缓皱纹产生的作用。玉米有调中开胃及降血脂的功效。玉米须有利尿降血压、止血止泻、助消化的作用。玉米油能降低血清胆固醇，预防高血压和冠心病的发生。

（4）绿豆：绿豆含有一种球蛋白和多糖成分，能促进动物体内胆固醇在肝脏分解，加速胆汁中胆盐排出和降低小肠对胆固醇的吸收。绿豆中的多糖成分，还能增强血清脂蛋白酶活性，达到降低血脂的作用。

（5）黄豆：黄豆中的大豆蛋白质和豆固醇能明显改善和降低血脂和胆固醇。大豆脂肪富含不饱和脂肪酸和大豆磷脂，有保持血管弹性、健脑和防止脂肪肝形成的作用。适用于各种脂肪肝患者。尤其是肥胖、妇女、糖尿病和心血管病患者。

（6）赤小豆：赤小豆含有较多的皂角苷，可刺激肠道，它有良好的利尿作用，能解酒、解毒，对心脏病和肾病、水肿均有一定的辅助治疗作用。赤小豆有较多的膳食纤维，具有良好的润肠通便、预防结石、健美减肥的作用。赤小豆利尿，故尿频患者应尽量少吃。

（7）蚕豆：蚕豆中的蛋白质可以延缓动脉硬化，蚕豆皮中的粗纤维有降低胆固醇、促进肠蠕动的作用。适用于各种脂肪肝患者，尤其是高胆固醇患者。蚕豆不可生吃。蚕豆含有致过敏物质，对蚕豆过敏者不能吃。

（8）花生：花生主要含脂肪酸，且大部分为不饱和脂肪酸，具有降低胆固醇的作用。

（9）甘薯：甘薯能中和体内因过多食用肉食和蛋类所产生的酸，保持人体酸碱平衡。甘薯含有较多的纤维素，能润滑消化道，起通便作用，并可将肠道内过多的脂肪排出体外，起到降脂作用。

（10）魔芋：魔芋是一种低热量、高膳食纤维食品。能延缓胃排空和食物在肠道内的消化吸收，可有效降低餐后血糖水平，并有降血脂和抗脂肪肝的作用。魔芋加工食品还有明显的减肥作用。

4. 水果类

（1）红枣：每100克鲜枣中维生素C含量达243毫克，有"天然维生素丸"之称。红枣中含有的芦丁成分有降低血胆固醇、降低血压、保护肝脏的作用。

（2）苹果：苹果含有丰富的钾，相对含钠量低，是优质的高钾食物。苹果所含的纤维素和有机酸，可促进肠胃蠕动，使粪便易于排出，从而减少人体对胆固醇的吸收，可使机体血胆固醇和肝脏胆固醇含量显著降低。

（3）猕猴桃：猕猴桃中有良好的膳食纤维，它不仅能降低胆固醇，促进心脏健康，而且可以帮助消化，防止便秘，快速清除并预防体内堆积的有害代谢物。脾胃虚寒者少食。由于猕猴桃中维生素C含量高，易与乳制品中的蛋白质凝结成块，出现腹胀、腹痛、腹泻。故食用猕猴桃后不宜马上喝牛奶或吃其他乳制品。

（4）杨梅：杨梅含有多种有机酸，维生素C的含量也十分丰富，不仅可直接参与体内糖的代谢和氧化还原过程，增强毛细血管的通透性，而且还有降血脂，阻止癌细胞在体内生成的功效。杨梅所含的果酸既能开胃生津，消食解暑，又能阻止体内的糖向脂肪转化，有助于减肥。杨梅对大肠埃希菌、痢疾杆菌等细菌有抑制作用。糖尿病患者忌食。另外，杨梅对胃黏膜有一定的刺激作用，胃溃疡患者要慎食。杨梅性温热，内火旺盛患者不宜食用。

（5）山楂：山楂的维生素C含量较丰富，含钾量也很高，为优质高钾食物。山楂有显著的降低血胆固醇三酰甘油作用，并对防治动脉硬化有重要意义。适宜脂肪肝患者经常食用。

5. 乳制品类

（1）牛奶：牛奶中含有抑制人体胆固醇合成酶活性的物质，从而抑制体内胆固醇的合成，降低血胆固醇的含量。同时，牛奶中含有较多的钙，也可减少人体对胆固醇的吸收。

（2）酸奶：酸奶能促进消化液的分泌，增加胃酸，因而能增强人的消化能力，增强食欲。酸奶中的乳酸不但能使肠道里的弱碱性物质转变成弱酸性，而且还能产生抗菌物质，对人体具有保健作用。酸奶具有降低血液中胆固醇的作用。适用于各种脂肪肝患者，尤其是骨质疏松、动脉硬化、高血压病、肿瘤病患者以及年老体弱者。酸奶在午饭后2小时饮用最佳。空腹不宜喝酸奶，酸奶不能加热饮用。酸奶在制作过程中会添加蔗糖作为发酵促进剂，有时还会用各种糖浆调味，所以糖尿病患者要注意。对牛奶过敏的人也不能喝酸奶。

6. 菌类、副食品

（1）香菇：香菇中的香菇嘌呤、胆碱、氧化酶等物质，能有效溶解和排出体内过多的胆固醇。香菇还含有丰富的纤维素，能促进胃肠蠕动，不仅可减少肠道对胆固醇的吸收，而且可防治便秘。

（2）平菇：近代医学研究证实，平菇含有抗肿瘤细胞的多糖体，对肿瘤细胞有很强的抑制作用，且具有免疫特性。此外，平菇还含侧耳毒素和蘑菇核糖酸，经药理实验证明有抗病毒的作用，能抑制病毒的合成和增殖。平菇含有多种养分及菌糖、甘露醇糖、激素等，可以改善人体新陈代谢、增强体质、调节自主神经功能等作用，故可作为体弱患者的营养品，对肝炎、慢性胃炎、胃十二指肠溃疡、高血压等都有疗效，对降低血胆固醇和防治尿道结石也有一定效果，对妇女更年期综合征可起调理作用。平菇适用于各种脂肪肝患者，尤其是癌症及偏瘫伴有脂肪肝的患者更为适宜。另外，平菇还有逐风散寒、舒筋活络的作用，可治慢性腰腿疼痛、手足麻木等症。

（3）蘑菇：蘑菇所含膳食纤维非常高，具有很好的降脂作用，它不仅可降低血脂、抗肝脂，同时兼降压、降糖及减肥等功效，是脂肪肝、高脂血症患者膳食中的佳品。

（4）金针菇：金针菇不仅味道鲜美，而且营养丰富，金针菇中赖氨酸的含量特别高，含锌量也比较高，有促进儿童智力发育和健脑的作用。金针菇能有效地增强机体的生物活性，促进体内新陈代谢，有利于食物中各种营养素的吸收和利用，对生长发育也大有益处。金针菇可有效抑制血脂升高，降低胆固醇，防治心脑血管疾病。适用于各种脂肪肝患者，尤其适合气血不足、营养不良的老人和儿童食用。同时，金针菇有预防肝脏病及胃肠道溃疡及抗肿瘤的作用。脾胃虚寒者不宜多食。变质的金针菇不要吃。金针菇宜熟食，不宜生吃。

（5）银耳：银耳能提高肝脏解毒能力，保护肝脏功能，银耳不但能增强机体抗肿瘤的免疫能力，还能增强肿瘤患者对放疗、化疗的耐受力。它也是一味滋补良药，特点是滋润而不腻滞。银耳富有天然特性胶质，加上它的滋阴作用，长期服用可以润肤，并有祛除脸部黄褐斑、雀斑的功效。银耳是含膳食纤维的减肥食品，它所含的膳食纤维可助胃肠蠕动，减少脂肪吸收。适用于各种脂肪肝患者，尤其适用于阴虚火旺患者，临床可见阴津不足，虚火上炎，心烦失眠，口燥咽干，手足心热，舌红少苔，脉弦细数等。外感风寒者忌用。食用变质银耳会发生中毒反应，严重者会有生命危险。

（6）紫菜：紫菜含有丰富的蛋白质、脂肪、糖类、多种维生素及矿物质等，可及时补充脂肪肝患者身体所需，并有利于肝细胞的修复，经常吃紫菜可使体液保持弱碱性，对脂肪肝及脂肪肝合并高脂血症的患者有一定的辅助治疗作用。

（7）黑木耳：黑木耳中含有核酸类物质，它可降低动物血清和肝脏中胆固醇含量，阻止脂肪肝形成，减轻或延缓动脉粥样硬化的形成；黑木耳还含有大量的纤维素，促进胃肠蠕动，将胆固醇及废物及时排出体外；黑木耳含有丰富的维生素和钾离子，对防治高脂血症及冠心病有积极作用。

（8）竹荪：竹荪是一种高蛋白、低脂肪的保健食品，所含 16 种氨基酸，其中谷氨酸高达 1.76%，比任何一种食用菌都高，可补充人体必需的营养物质，提高机体的免疫抗病能力，竹荪能够保护肝脏，减少腹壁脂肪的积存，有俗称"刮油"的作用，从而产生降血压、降血脂和减肥的效果。现代医学研究也证明，竹荪中含有能抑制肿瘤的成分。竹荪性凉，脾胃虚寒之人不宜多用。

（9）植物油：植物油主要指菜油、豆油、麻油、花生油、茶油等。它们虽富含脂肪，但其中含较多的不饱和脂肪酸，故具有降低血中胆固醇的作用，适用于脂肪肝、糖尿病、高血压病、高脂血症者常用。

（10）茶叶：茶叶按加工方法的不同可分为红茶与绿茶。含有人体必需的蛋白质、氨基酸、脂肪、矿物质元素和 10 种维生素。茶叶中有近 400 多种化学成分，其中许多有效成分有直接或间接防治脂肪肝、高脂血症、肥胖症及抗癌、防癌作用。如茶叶中的芳香族化合物能溶解脂肪，故能去油腻消食；绿茶中的叶绿素、儿茶酸等有降低血液中胆固醇的作用；未经发酵的绿茶，可很快降低人体内胆固醇及低密度脂蛋白胆固醇含量，降低血清内三酰甘油的含量。

（11）荷叶：荷叶具有降血脂和降胆固醇作用，用于脂肪肝、肥胖症、高脂血症等患者。

（12）枸杞：枸杞可以抑制脂肪肝在肝细胞内的沉积，促进肝细胞新生的作用。

四、脂肪肝患者不宜多吃的食物

脂肪肝患者的日常饮食要求很高，以下食品建议脂肪肝患者不宜多食。

1. 油炸类食品

（1）导致心血管疾病的元凶。

（2）含致癌物质。

（3）破坏维生素，使蛋白质变性。

2. 加工类肉食品（肉干、肉松、香肠等）

（1）含三大致癌物质之一：亚硝酸食盐（有防腐和显色作用）。

（2）含大量防腐剂（可加重肝脏负担）。

3. 汽水可乐类食品

（1）含磷酸、碳酸，会带走体内大量的钙。

（2）含糖量过高，喝后有饱胀感，影响正餐。

4. 罐头类食品（包括鱼肉类和水果类）

（1）破坏维生素，使蛋白质变性。

（2）热量过多，营养成分低。

5. 冷冻甜品类食品（冰淇淋、冰棒和各种雪糕）

（1）含奶油极易引起肥胖。

（2）含糖量过高影响正餐。

6. 方便类食品（主要指方便面和膨化食品）

（1）食盐分过高，含防腐剂、香精（损肝）。

（2）只有热量，没有营养。

7. 腌制类食品

（1）导致高血压，肾负担过重，导致鼻咽癌。

（2）影响黏膜系统（对肠胃有害）。

（3）易得溃疡和炎症。

8. 饼干类食品（不含低温烘烤和全麦饼干）

（1）食用香精和色素过多（对肝脏功能造成负担）。

（2）严重破坏维生素。

（3）热量过多、营养成分低。

9. 话梅、蜜饯类食品（果脯）

（1）含三大致癌物质之一：亚硝酸食盐（有防腐和显色作用）。

（2）食盐分过高，含防腐剂、香精（损肝）。

10. 烧烤类食品

（1）含大量三苯四丙吡［苯丙（a）芘，属三大致癌物质之首］。

（2）1 只烤鸡腿＝60 支烟毒性。

（3）导致蛋白质炭化变性（会加重肾脏、肝脏负担）。

五、脂肪肝患者饮食禁忌

1. 忌吃完油腻食物后立刻喝茶

喝茶对脂肪肝有一定的辅助治疗作用，但是饭后不宜马上喝茶，因为茶叶中的蛋白质和鞣酸等物质不利于肠道蠕动，易造成便秘，加大有毒和致癌物质对肝脏的侵害，也容易导致脂肪肝的形成。

2. 忌吃生冷食物

各种海鲜、凉拌的肉类，如果加工不当很容易滋生细菌或者病毒，其中也包括肝炎病毒，食用后可能导致急性肝炎，从而加重病情。

3. 忌饮食过饱

脂肪肝患者经常过量饮食，尤其是晚餐过饱，或贪爱甜食、高脂肪的食物，每天摄入热量远远超过机体的需要，这不仅会造成消化不良，加重胃、肠、肝、脾、胰等消化器官、消化腺的负担，也必然造成大脑控制胃肠神经系统和食物中枢的生理负荷，还会使过多的糖和脂肪转化成体脂，存储于内脏、皮下，形成肥胖。同时，还可使血脂升高，造成心脑血管硬化。

4. 忌进补人群

不是人人都适宜进补，如急性肝炎急性期、慢性肝炎活动期和活动性肝硬化患者等有湿热或瘀滞的患者，滋补品常在禁忌之列。

六、脂肪肝患者饮食烹饪常识

1. 食物烹饪原则

由于脂肪肝患者饮食要求的特殊性，在烹饪时要遵循相应的烹饪原则，即：色宜美，味宜鲜，多选素油，少放食盐，主食多蒸煮，副食少煎炸。

2. 蔬菜烹饪技巧

（1）多洗多泡：新鲜蔬菜一定要多洗多泡，丢弃黄腐叶。食品安全已成为世界性问题，蔬菜特别是绿叶鲜菜上市前大多沾染有农药，有的则有有害微生物污染。为防止农药中毒和食源性传染病，新鲜蔬菜买回家后宜浸泡 30~60 分钟后再洗 3~4 次。

（2）先洗后切，急火快炒：若将蔬菜切后再洗，大量维生素就会流失。急火快炒亦是为了保存更多的维生素 C 和维生素 B，而且可以使菜肴色美味佳。

（3）现吃现炒，不要温热：蔬菜提前炒好，待吃时嫌凉又回锅加热后再吃，都会造成维生素的流失。据测定，烧好后的蔬菜温热 1 次的过程中可使维生素 B_1 损失至少 25%，而且加工后蔬菜放久了还能产生有毒的亚硝胺，不仅营养丢失，还可能致癌。

（4）绿色蔬菜不要炖煮：维生素 B 和维生素 C 都怕热、怕煮。急火快炒的绿色蔬菜可使维生素 C 损失 17%，若焖上 1 分钟，蔬菜里的维生素可再损失 59%，在饭锅上蒸上 15 分钟，蔬菜里的维生素 C 几乎 95% 丧失。

（5）新鲜蔬菜切勿久储：新鲜绿色菜暂时不吃时应避光放在通风、干燥处或包住菜根部分存放冰箱冷藏。菠菜在 20℃ 存放 1 天以上可使维生素 C 损失 80%。所有青菜、柿子椒等新鲜蔬菜存放常温处，维生素和营养素都会慢慢消耗丢失。

（6）吃蔬菜含维生素丰富的部分：如黄豆芽的维生素主要在豆中，豆与芽中维生素比是 3∶1。做饺子馅时菜汁被挤掉，损失菜中维生素 70% 以上；吃菜不喝汤同样要丢失 50% 的营养。

3. 肉类食品烹饪技巧

如肉类食品的烹调，一般有红烧、清炖和快炒 3 种。但从保存食品维生素着眼：清炖瘦猪肉将破坏维生素 B_1 60%～65%；用急火蒸的维生素 B_1 损失约 45%，而炒肉的维生素 B_1 损失仅 13%。因此，做荤菜时可尽量采用急火快炒的方法。

骨头做汤时设法敲碎并加少许醋，可促进钙、磷的溶解吸收。

4. 主食烹饪技巧

在做主食时，淘米搓洗可使大米中的 B 族维生素损失 1/4。米饭先煮后蒸可使 B 族维生素损失 50%，所以不主张做捞饭。肝病患者宜吃焖饭或钵蒸饭。煮稀饭为使粥稠加碱，几乎使 B 族维生素全部破坏，应注意避免。有人认为，肝病患者要用鲜酵母发面，用 75% 的玉米面加 25% 的黄豆面蒸窝窝头，均可使维生素 B_1 和维生素 B_2 减少损失。菜汤、面条汤、饺子汤中含有食物的 30%～40% 水溶性维生素，不要浪费。另外，油炸食品宜少吃，油条、炸糕中的维生素 B_1 几乎都被破坏了，而且脂肪加热到 500～600℃ 时，会产生致癌物质，长期多量吃油炸食品者易患癌症。

第二章　保肝饮食方

第一节　蔬　菜　类

蔬菜中不仅含有丰富的维生素，而且含有大量的纤维素、木质素、果酸、叶绿素和无机盐等。这些物质是脂肪肝患者恢复过程中必不可少的营养成分。专家发现，多吃蔬菜对肝脏和减肥祛脂具有保护作用。国外统计表明，多吃蔬菜的人群比不爱吃蔬菜的人群，肝细胞癌的发生率下降20%。

凉拌芹菜

【原料】嫩芹菜400克、醋10克、酱油5克、香油5克，食盐各适量。

【制法】将嫩芹菜摘去根、叶，洗净，切成4厘米长的段。炒锅上旺火，加水烧沸，将芹菜放入烫至刚断生，迅速捞出放凉水中过凉，控水后放碗中，加入食盐、酱油、醋、香油，调拌均匀，待芹菜入味后装盘即成。

【用法】佐餐食用。

【功效】清肝化湿，润肺止咳，降脂降压。适用于肝经湿热型脂肪肝患者。

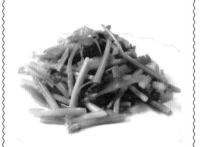

茶树菇炒鸡蛋

【原料】鸡蛋5个，茶树菇80克，辣椒5克，姜、蒜、食用植物油、胡椒粉、食盐各适量。

【制法】将鸡蛋打散，加食盐搅匀；茶树菇切小段；辣椒切小段；姜切丝；蒜去皮，拍破。起锅倒入食用植物油烧热，下鸡蛋滑散，铲起。余油爆香姜、蒜，下茶树菇翻炒至软，加辣椒、胡椒粉炒匀，倒入鸡蛋炒匀，下食盐调味即可。

【用法】佐餐食用。

【功效】益气健胃，补虚扶正，滋阴，宁心安神。适用于脂肪肝，高血压等患者。

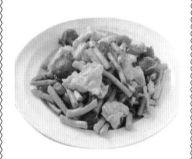

炒鲜芦笋

【原料】芦笋500克。植物油、香油、蒜蓉、水淀粉各适量。

【制法】将芦笋洗净，切成3厘米长的段。将芦笋下入沸水中焯透，捞出投凉，沥尽水分备用。将炒锅置火上，加入适量植物油，大火烧至九层热，下入蒜蓉炝锅，添适量水，加食盐翻炒，再下入芦笋，翻炒均匀，用水淀粉勾薄芡，淋香油，出锅装盘即可。

【用法】佐餐食用。

【功效】清热解毒，生津利水。适用于脂肪肝患者。

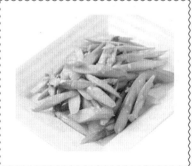

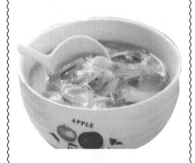

丝瓜虾皮蛋汤

【原料】嫩丝瓜200克，鸡蛋2个，虾皮15克。食用植物油、食盐各适量。

【制法】将丝瓜洗净，切滚刀片；虾皮拣除杂质，漂洗一遍；鸡蛋磕碗内打散。锅内放食用植物油烧热，下入丝瓜炒片刻。加适量清水，下虾皮煮沸，淋入蛋液，见鸡蛋成絮状浮起汤面时调入食盐即可。

【用法】佐餐食用。

【功效】降脂，补充维生素C。适用于脂肪肝，各种维生素C缺乏症，身体疲乏，痰喘咳嗽者及产后乳汁不通的妇女等患者。

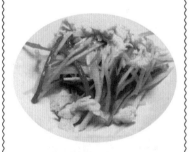

鸡蛋炒笋丝

【原料】鲜嫩春笋100克，鸡蛋4只。盐、白糖、料酒、食用植物油各适量。

【制作】春笋洗净，切丝待用。鸡蛋磕入碗中，加入盐、料酒搅匀。锅上火倒入油烧热，倒入鸡蛋液炒熟，盛入盘内待用。锅继续上火倒入油至8成热时，投入笋丝，同时加入盐、白糖，大火速炒片刻，放入炒好的鸡蛋炒匀，调味后装盘。

【用法】佐餐食用。

【功效】健脾化滞、益气健脾。适用于脂肪肝，高脂血症，高血压，冠心病，肿瘤，营养不良等患者。

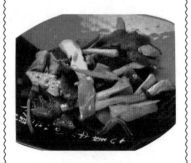

爆炒冬笋

【原料】鲜冬笋100克。水发黑木耳、植物油、姜末、食盐各适量。

【制法】将鲜冬笋洗净，切薄片，入沸水中略煮片刻，捞出，晾凉沥水。水发黑木耳洗净，撕成小片。炒锅置火上，倒入植物油烧热，下姜末爆香，放入鲜冬笋片、水发黑木耳爆炒，调入适量食盐，炒匀装盘即可。

【用法】佐餐食用。

【功效】益气保肝，清肺化痰。适用于脂肪肝患者。

清炒蕹菜

【原料】净蕹菜茎 400 克。姜米、蒜泥、食盐、素鲜汤、食用植物油各适量。

【制法】将蕹菜摘洗干净，切成段待用。锅上火倒入油烧热，投入姜米、蒜泥炸香，下蕹菜茎大火速炒至断生，溜入少许素鲜汤，加入食盐调味即成。

【用法】佐餐食用。

【功效】清热解毒，降低尿酸。适用于轻度脂肪肝，痛风，痔疮，痈肿，蛇虫咬伤等病症患者。

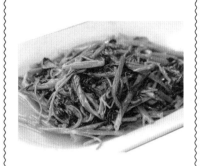

金针菇炒蛋

【原料】金针菇 50 克，鸡蛋 100 克。花生油、蒜末、精盐、酱油各适量。

【制法】金针菇切去老根，洗净沥水；鸡蛋打入碗里，加适量精盐搅匀。起油锅烧热，倒入蛋液，用小火慢煎成蛋饼盛起。另起油锅，加蒜末爆香，倒入金针菇炒几下，加入煎好的鸡蛋，快速翻炒打散蛋饼，炒至金针菇变软后，加适量酱油和精盐炒匀即可。

【用法】佐餐食用。

【功效】补气益血，利水消肿，清肺顺气。适用于脂肪肝患者。

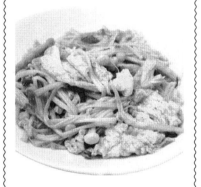

菠菜炒香菇

【原料】水发香菇 200 克，菠菜 400 克。花生油 50 毫升，鲜汤 100 毫升，香油、芡汁、食盐、姜末、蒜末各适量。

【制法】菠菜择洗干净，入沸水中烫一下，过凉沥水。水发香菇洗净，去蒂，切片。炒锅置旺火上烧热，加入花生油，下姜末、蒜末爆香，倒入香菇煸炒，再加鲜汤、食盐烧沸，改小火煮 2 分钟，加芡汁，用旺火收汁，倒入菠菜，翻炒均匀，淋入香油即成。

【用法】佐餐食用。

【功效】清热解毒，养肝明目，抗肿瘤。适用于脂肪肝患者。

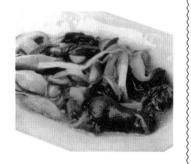

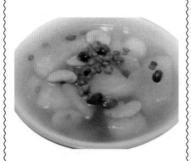

冬瓜三豆汤

【原料】冬瓜250克，蚕豆100克，绿豆60克，白扁豆30克。

【制法】将冬瓜洗净，去皮，切块，同蚕豆、绿豆、白扁豆一同放入砂锅中，加水适量煨煮1小时，取汤即成。

【用法】每日早、晚分饮。

【功效】健脾利湿，清暑消肿。适用于脾气虚弱型脂肪肝患者。

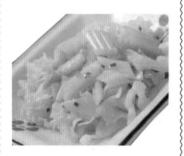

银耳炒芹菜

【原料】芹菜250克，干银耳100克。葱、姜、食用植物油、食盐、料酒各适量。

【制法】将银耳用温水泡2小时，去蒂撕成瓣状；芹菜去叶洗净，切段；葱洗净，切花；姜去皮，切丝。锅内入食用植物油，烧热后，入姜丝和葱花，炒出香味，加芹菜、银耳翻炒，入料酒、食盐调味即可。

【用法】佐餐食用。

【功效】平肝降压安神，安定情绪，消除烦躁。适用于脂肪肝患者。

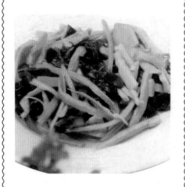

菠菜冬笋

【原料】冬笋250克，菠菜100克。料酒、食盐、植物油、鸡汤、湿淀粉各适量。

【制法】冬笋洗净，先入开水锅中烫熟，捞出后切成细丝。菠菜去根，择洗干净，下锅略煮一下捞起，沥干水分。起油锅，烧热后放入笋丝，煸炒几下，加入料酒、鸡汤、食盐，略煮片刻；投入菠菜炒匀，用湿淀粉勾芡，即可。

【用法】佐餐食用。

【功效】清热利湿，滑肠，补肝养血。适用于脂肪肝患者。

海带冬瓜汤

【原料】冬瓜 250 克，海带 30 克，虾皮 15 克，香菇 15 克。食盐、香油各适量。

【制法】将海带用冷水浸泡 2 小时（其间可换水数次），洗净后切成菱形片，备用；虾皮、香菇分别用温开水浸泡，香菇切成两半，与虾皮同放入碗中，待用；将冬瓜去籽，削去外皮，洗净后剖切成冬瓜块，待用。炒锅上火，加油烧至六成热，加入冬瓜块炒片刻，再加入虾皮、香菇、海带菱形片及适量清水，大火煮沸，改用小火煮 10 分钟，加食盐，拌匀，再煮至沸，淋入香油即成。

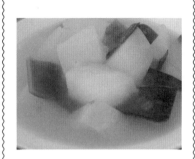

【用法】佐餐食用。

【功效】化痰去湿，软坚散结，祛脂减肥。适用于痰湿内阻型脂肪肝及高脂血症患者。

武当猴头

【原料】水发猴头菇 400 克，鸡肉 200 克，荷兰豆 100 克，鸡蛋清 50 克，火腿 10 克。淀粉、食盐、料酒、鸡汤各适量。

【制法】将发好的猴头菇顺毛片成薄片，下沸水锅内氽透捞出去其水分；鸡肉洗净剁碎。将蛋清入碗加淀粉、食盐调匀成糊；猴头片逐片用蛋粉糊浆匀，下入锅中略煎。将猴头菇片用手按平，抹匀鸡糜，撒上火腿末，用荷兰豆点缀，上笼蒸熟摆入盘内。炒锅至大火上，放食用植物油烧热，加入鸡汤、料酒、食盐，煮沸，水淀粉勾芡，浇在猴头菇上即可。

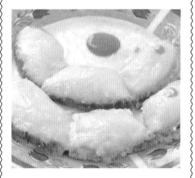

【用法】佐餐食用。

【功效】降低血胆固醇和三酰甘油含量，调节血脂，利于血液循环。适用于脂肪肝患者。

炒韭菜

【原料】韭菜 500 克。食盐、植物油各适量。

【制法】将韭菜择洗干净后沥水，再切段。炒锅置旺火上烧热，倒入植物油烧至八成热，放入韭菜快速煸炒。加入食盐，煸炒数下至熟即可起锅。

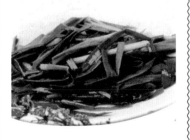

【用法】佐餐食用。

【功效】补肾温阳，益肝健胃。适用于脂肪肝患者。

绿豆冬瓜汤

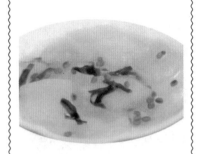

【原料】冬瓜 1000 克，绿豆 300 克。鲜汤 500 克，生姜、葱结、食盐各适量。

【制法】将锅洗净上火，倒入鲜汤烧沸，撇去泡沫。生姜洗净，拍破放入锅内，葱去根须，洗净，挽成结入锅。绿豆淘洗干净后放入汤锅，中火煨煮 1 小时。冬瓜去皮、去瓤，洗净，切块，投入绿豆汤锅内，煮至软而不烂，调入适量食盐即成。

【用法】佐餐食用。

【功效】清热消暑，祛瘀解毒，降脂降压。适用于各型脂肪肝，高脂血症，冠心病，高血压病等患者。

黄芪猴头菇汤

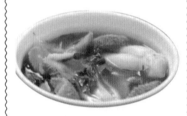

【原料】干猴头菇 100 克，小白菜 100 克。黄芪 20 克，当归 10 克，红花 6 克，料酒、食盐、葱、姜、胡椒粉各适量。

【制法】将干猴头菇冲洗干净后放入盆内，用 50℃ 温水泡发，约 30 分钟捞出，去蒂根，切成薄片；姜、葱切片和段；小白菜洗净，待用；黄芪切片，当归切段。炖盅内加入猴头菇、黄芪、当归、红花、料酒、食盐、姜、葱、胡椒粉、小白菜。炖盅用大火煮沸，再用小火炖煮 25 分钟即可。

【用法】佐餐食用。

【功效】补气升阳，固表止汗，行水消肿，托毒生肌。适用于脂肪肝患者。

冬瓜胡萝卜汤

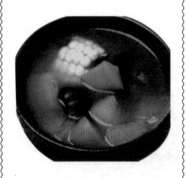

【原料】冬瓜 600 克，胡萝卜 375 克，玉米 2 个。冬菇 5 朵，瘦肉 150 克，姜片、食盐各适量。

【制法】胡萝卜去皮洗净，切块；冬瓜洗净，切厚块；玉米洗净，切段。冬菇浸软后，去蒂洗净；瘦肉洗净后切块。汤锅内加适量水烧沸，放入胡萝卜、冬瓜、玉米、冬菇、瘦肉、姜片，旺火煲滚后改慢火煲 2 小时，加食盐调味即成。

【用法】佐餐食用。

【功效】益肝明目，调中健胃，利尿。适用于脂肪肝患者。

拌海带丝

【原料】海带 100 克。葱白 1 段，蒜泥、干辣椒、食盐、香油、食用植物油各适量。

【制法】海带用水泡洗干净，切成丝，入沸水锅中焯透后捞入凉开水中过凉，捞出沥水待用。葱白洗净，切成丝。干辣椒切成碎末。锅上火倒入油烧热，投入辣椒末，烧成辣椒油后停火，倒入海带，加入食盐、蒜泥、葱白丝、香油拌匀，出锅装盘即成。

【用法】佐餐食用。

【功效】降低血及胆汁中的胆固醇，抑制胆固醇的吸收，促进排泄。适用于脂肪肝患者。

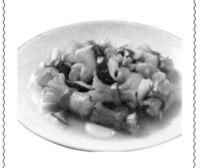

芥蓝腰果炒香菇

【原料】芥蓝 200 克，香菇 200 克，腰果 50 克。红辣椒、蒜、食盐、糖、食用植物油、水淀粉、香油各适量。

【制法】将红辣椒洗净，切圈；将芥蓝改成花状，串上红辣椒圈；芥蓝、香菇分别余水；腰果炸熟。锅下食用植物油烧热，将辣椒圈、芥蓝、香菇、腰果入锅中翻炒，入蒜片、食盐、糖炒匀，用水淀粉勾芡，淋香油出锅即成。

【用法】佐餐食用。

【功效】防癌。适用于脂肪肝患者。

冬笋胡萝卜条

【原料】鲜冬笋 100 克，胡萝卜 100 克。植物油、姜末、食盐各适量。

【制法】将鲜冬笋洗净，切条。胡萝卜洗净去皮，切条。起油锅，下姜末爆香，放入鲜冬笋、胡萝卜爆炒，调入适量食盐，炒匀装盘即可。

【用法】佐餐食用。

【功效】益气保肝，健脾利水。适用于脂肪肝患者。

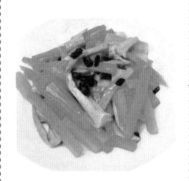

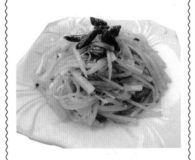

拌莴笋

【原料】新鲜莴笋 250 克。芝麻酱、食盐、酱油、香油各适量。

【制法】莴笋去皮、冲洗干净，切成片或丝，用食盐拌腌约 10 分钟。将腌好的莴笋挤去部分水分放入盘中。将芝麻酱放入碗中，用少许凉开水调开，加入食盐、酱油等所有调料，兑成卤汁，浇在莴笋上即成。

【用法】佐餐食用。

【功效】清热利湿，养血活血，降肝脂。适用于肝经湿热型脂肪肝患者。

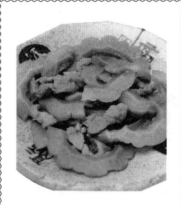

苦瓜炒肉丝

【原料】苦瓜 300 克。猪肉（瘦）50 克，植物油、精盐、酱油各适量。

【制法】苦瓜剖开，挖去瓤和子，洗净，切成片；猪肉洗净，切成丝。起油锅，下肉丝煸炒一下，再放入苦瓜一起煸炒片刻。加水和酱油适量，焖烧 10 分钟；加入精盐调味，即可装盘。

【用法】佐餐食用。

【功效】益气清热，养血补肝，润脾补肾。适用于脂肪肝患者。

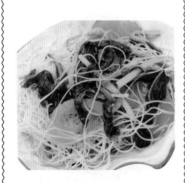

番茄拌菠菜

【原料】菠菜 50 克，番茄 250 克。粉丝 25 克，食盐、醋各适量。

【制法】粉丝用水泡软，放开水锅中煮熟，捞出晾凉后，切段，放少许食盐拌匀，待用；番茄洗净，放开水中烫一下，剥皮，去蒂，切片。菠菜洗净，放开水中焯熟，捞出沥水晾凉，切段待用。取一干净的菜盘，将粉丝段放盘内，放入番茄片，最后放菠菜段，浇入醋，拌匀即可。

【用法】佐餐食用。

【功效】生津止渴，健胃消食，清热解毒，凉血平肝，补血养血，增进食欲。适用于脂肪肝患者。

酸辣洋葱

【原料】洋葱1个，青、红椒各1个。食盐、醋、食用植物油各适量。

【制法】洋葱切圈。青、红椒洗净，去蒂，分别切成圈待用。锅上火倒入油烧热，投入青、红椒大火煸炒出辣味，放入洋葱快速炒制，淋入少许水，加入少许食盐、醋炒匀，再加入调味，即可出锅装盘。

【用法】佐餐食用。

【功效】活血解毒，化痰降脂。适用于痰瘀交阻型脂肪肝患者。

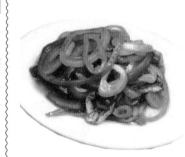

全福豆腐

【原料】豆腐200克，鲜蘑菇50克，油菜心100克，香菇30克。食用植物油、酱油、食盐、淀粉各适量。

【制法】将香菇泡发，去蒂；鲜蘑菇洗净，去蒂；油菜心入沸水锅中余熟，捞出晾凉；每块豆腐切5片。将炒锅放食用植物油烧热，豆腐煎至两面金黄，加酱油、食盐、水，放入香菇、鲜蘑菇、油菜心，焖烧至汤汁浓稠，熄火。将油菜心入大圆盘中铺底，将豆腐、香菇、鲜蘑菇逐层摆在豆腐上，成绿、黄、黑、黄四层。将汤汁用水淀粉勾芡，浇在豆腐上即可。

【用法】佐餐食用。

【功效】降脂。适用于脂肪肝患者。

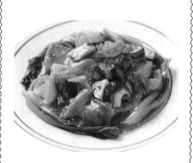

番茄炒香菇

【原料】香菇500克，番茄3个。葱花、姜末、料酒、白糖、花生油各适量。

【制法】番茄切块；香菇泡发，去杂洗净，切成条。香菇入沸水中余一下，捞出晾凉，挤去水分。炒锅置火上，加入花生油烧热，下入姜末煸香，放入香菇炒熟，加入番茄，调入白糖，烹入料酒，旺火炒匀，撒葱花装盘即可。

【用法】佐餐食用。

【功效】补肝强肾，提高免疫力。适用于病毒性脂肪肝患者。

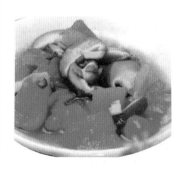

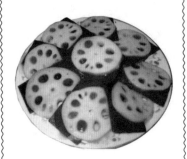

藕夹山楂

【原料】鲜藕 300 克，山楂糕 200 克。

【制法】将鲜藕洗净，刮去外皮，切成 0.3 厘米厚的片，放入开水锅中焯透，放入凉开水中过凉，再捞出沥干水分，放入盘中。山楂糕切成比藕片略小的片，用两片藕夹一片山楂糕，逐个夹好后码入盘中。锅上火，放入清水，小火烧开并收浓汁，离火晾凉后将汁浇在藕片上即成。

【用法】佐餐食用。

【功效】开胃消食，化瘀降脂，消积减肥。适用于脂肪肝患者。

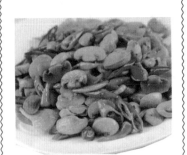

小炒蘑菇

【原料】鲜蘑菇 350 克。五花肉 80 克，青椒、红辣椒、食盐、食用植物油、生抽各适量。

【制法】将鲜蘑菇洗净，对切成两半，入沸水锅中余水，捞出，沥水；五花肉洗净，切片；青椒、红辣椒均洗净，斜切成片。锅内放食用植物油烧热，放入肉片煸炒后盛出。锅内放食用植物油烧热，放入蘑菇稍炒后，加入肉片翻炒均匀，再入青椒、红辣椒片刻后，调入食盐、生抽炒匀，起锅盛入盘中即可。

【用法】佐餐食用。

【功效】提高机体抵御各种疾病的免疫力。适用于脂肪肝患者。

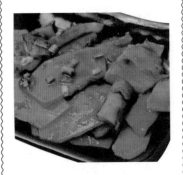

蚝油南瓜片

【原料】南瓜 500 克，青椒 200 克。蚝油、食盐、大蒜、湿淀粉、植物油各适量。

【制法】将南瓜去瓤，切薄片；青椒洗净切片；大蒜切末。起油锅，下蒜片微炸出香味，倒入南瓜片翻炒，再加入青椒翻炒 3 分钟左右，加入食盐、蚝油。再略烧半分钟，加湿淀粉勾芡，即可出锅装盘。

【用法】佐餐食用。

【功效】温中散寒，开胃消食，补肝益肾。适用于脂肪肝患者。

豉香莴笋

【原料】莴笋 300 克。豆豉 25 克,葱、姜汁、葱花、姜米、蒜泥、豆瓣酱、食盐、白糖、胡椒粉、鲜汤、香油、食用植物油各适量。

【制法】莴笋去皮,洗净切成薄片,加入少许食盐、葱姜汁、拌匀待用。锅上火倒入油烧热,下姜米、葱花、豆瓣酱、豆豉、蒜泥爆香出色,添加少量鲜汤,加入食盐、白糖、胡椒粉、兑成豉香汁,起锅装碗待用。净锅上火倒入油烧热,下莴笋略炒,倒入兑好的豉香汁,翻炒入味,淋入香油装盘即成。

【用法】佐餐食用。

【功效】散瘀血,利五脏,顺气消食,消水肿,对于肝癌、胃癌有预防作用。降血脂和胆固醇。适用于脂肪肝患者。

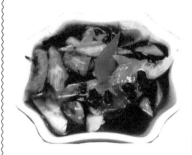

青椒蒸蛋羹

【原料】青椒 1 个,鸡蛋 1 个,精盐适量。

【制法】青椒洗净,在头部 1.5 厘米处切开,把尾部蒂去掉后,将里面的子用勺子挖掉。鸡蛋打散,加入适量凉开水和少许精盐搅匀,把蛋液倒入处理好的青椒中。蒸锅内倒入凉水煮沸后,放入装青椒的盘子,盖上盖蒸 5 分钟即可。

【用法】佐餐食用。

【功效】温中散寒,开胃消食,滋阴平肝,助消化。适用于脂肪肝,因肝病引起的食欲不振等患者。

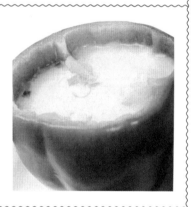

红烧冬瓜

【原料】冬瓜 500 克。葱油 40 克,花生油 35 克,甜酱、酱油、白糖、食盐、姜末、葱花、湿淀粉各适量。

【制法】将冬瓜去皮去子洗净,切小块。起油锅,下入姜、甜酱,投入冬瓜,放酱油、白糖、食盐,大火烧沸后转小火煮。冬瓜块熟时用湿淀粉勾芡,淋上葱油搅匀,撒葱花即成。

【用法】佐餐食用。

【功效】补益五脏,提高免疫力。适用于脂肪肝,慢性肝病,癌症,术后体质虚弱,免疫功能不足等患者。

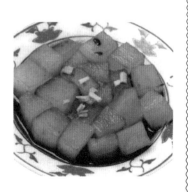

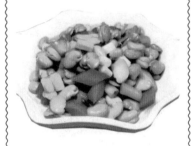

葱花蚕豆

【原料】蚕豆瓣 300 克，香葱 20 克，食盐、白糖、食用植物油各适量。

【制法】蚕豆瓣冲洗干净，沥干水分。香葱摘洗干净，切成葱花待用。锅上火倒入油烧热，下蚕豆瓣大火快速翻炒，加入食盐、白糖，溜入少许开水，菜炒熟后，加入调味，先用盘盛出。锅继续上火添加少许油，投入葱花爆香，下炒好的蚕豆瓣炒匀，出锅装盘即成。

【用法】佐餐食用。

【功效】清热利湿，健脾涩精，宽胸，降脂。适用于脂肪肝，肝炎，高血压，高血脂，冠心病，癞皮病，肾炎等患者。

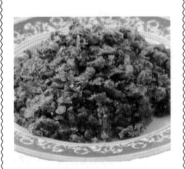

茼蒿伴荠菜

【原料】茼蒿 500 克，荠菜 500 克，籼米粉 50 克。胡椒粉、香油、食盐各适量。

【制法】将茼蒿、荠菜分别除去老叶，洗净，切成细末。将茼蒿末、荠菜末以食盐、籼米粉拌匀。将拌好的菜置笼中，以大火沸水蒸 30 分钟取出，撒上胡椒粉，淋上香油即成。

【用法】佐餐食用。

【功效】消炎抗菌，增强体内维生素 C 的含量，有抗病毒的作用。适用于脂肪肝，干眼病，夜盲症，胃痉挛，胃溃疡，痢疾，肠炎等患者。

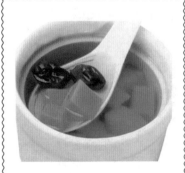

红枣南瓜汤

【原料】南瓜 500 克，红枣（干）20 克，白糖 10 克。

【制法】将南瓜洗净，除去里边的子和瓤，削去南瓜表皮。红枣去核洗净，南瓜切成块状。把红枣、南瓜、白糖一起放入煲中，加适量水，煮至南瓜烂熟即可。

【用法】佐餐食用。

【功效】养肝健肺，补中益气。适用于脂肪肝患者。

淡豉苦瓜

【原料】嫩苦瓜 400 克。淡豆豉适量，红辣椒 1 个，食盐、白糖、食用植物油各适量。

【制法】苦瓜洗净，对半剖开，去瓤，切成片，放入加有食盐、食用植物油的沸水中略焯，捞出过凉，沥干备用。红辣椒洗净、去籽，切成菱形片。锅上火倒入油烧热，下豆豉略炒，放入苦瓜片、红椒片翻炒，加入食盐、白糖炒至入味，用调味，出锅装盘即成。

【用法】佐餐食用。

【功效】除邪热，清心明目，益气养阴。适用于各种类型脂肪肝患者。

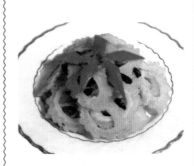

焖油菜心

【原料】油菜心 500 克。猪瘦肉 60 克，竹笋 30 克，鲜香菇 15 克，食用植物油、酱油、食盐、香油、料酒、鲜汤各适量。

【制法】将油菜心摘去老叶，取其菜心，用刀切除老根，切段；猪瘦肉洗净，切片；香菇、竹笋洗净，切片。锅置大火上，倒入食用植物油烧热，下入油菜心段，滑至变色转软时，捞起沥干油。炒锅内加入食用植物油烧热，倒入肉片，炒至断生，倒入香菇片、笋片翻炒，放入油菜心，加入料酒、酱油、糖、食盐、鲜汤，沸后改用小火加盖焖烧片刻即可。

【用法】佐餐食用。

【功效】降血脂。适用于脂肪肝患者。

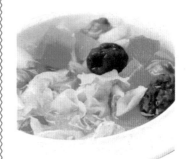

胡萝卜莲枣银耳羹

【原料】胡萝卜 1 根，莲子、银耳各 20 克，大枣、杏仁 10 克，冰糖适量。

【制法】将大枣、银耳、莲子、杏仁分别洗净，浸泡 1 小时，将大枣去核。汤锅内加入适量清水，放入大枣、胡萝卜、莲子、杏仁烧沸，小火煮 30 分钟。放入银耳煮至软烂，加入冰糖，拌溶即可。

【用法】佐餐食用。

【功效】保肝润肺，健脾养胃，养颜美肤。适用于脂肪肝患者。

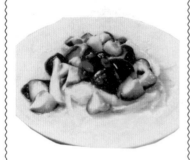

冬菇烧白菜

【原料】鲜冬菇 100 克，大白菜 200 克。蒜片、食盐、白糖、鲜汤、食用植物油各适量。

【制法】冬菇整理冲洗干净，切成片待用。大白菜摘洗干净，切成段待用。锅上火放油烧热，投入蒜片煸香，下冬菇炒制片刻，添加适量鲜汤、食盐、白糖，大火烧开煮约 10 分钟用碗盛起。净锅继续上火倒入油烧热，投入白菜翻炒至断生，下炒好的冬菇翻炒均匀，加入食盐、调味，出锅装碗即成。

【用法】佐餐食用。

【功效】补益肠胃，止咳化痰，调理气机，抗癌。适用于脂肪肝，肝炎，脑血管病，胃炎，高血压，冠心病，肿瘤患者体质虚弱，肥胖症等患者。

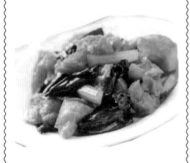

豆泡烧油菜

【原料】豆泡 350 克，油菜 350 克。食用植物油、食盐、酱油、糖各适量。

【制法】将油菜洗净切段，豆泡切两瓣备用。将锅上火，注油烧至八成热，油菜入锅内炒均匀，入油豆腐一起煸炒，加食盐及糖后继续翻炒。烧几分钟后，加酱油再翻炒几下即可。

【用法】佐餐食用。

【功效】补血，补钙。适用于脂肪肝患者。

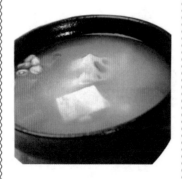

胡萝卜绿豆藕汤

【原料】胡萝卜 100 克，莲藕 4 节，绿豆 200 克，白糖适量。

【制法】将胡萝卜、莲藕分别洗净，去皮切块。绿豆洗净，浸泡半小时。置锅于火上，加入适量水，放入绿豆、莲藕、胡萝卜旺火煮熟，起锅前放入适量白糖调味即可。

【用法】佐餐食用。

【功效】清热解毒，健脾和胃，补肝明目，祛湿降脂。适用于脂肪肝，高脂血症，高血压，动脉硬化等患者。

冬瓜烧香菇

【原料】冬瓜 300 克，鲜香菇 100 克。姜末、食盐、鲜汤、食用植物油各适量。

【制法】冬瓜洗净，去皮及瓤，切成片。香菇洗净，切成块。锅上火倒入油烧热，投入姜末炸香，下香菇略煸炒，再放入冬瓜炒制，加入食盐，溜入少许鲜汤，中火将香菇、冬瓜烧熟，用调味，起锅装碗即成。

【用法】佐餐食用。

【功效】清热利湿，降脂。适用于脂肪肝，肥胖症，高血压，高血脂，冠心病，糖尿病等患者。

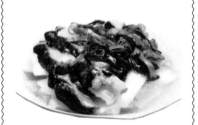

银芽贡菜

【原料】贡菜 100 克，绿豆芽 200 克。红辣椒、姜、蒜、料酒、醋、食盐、食用植物油、香油各适量。

【制法】将贡菜洗净，切去老根，放入清水中浸泡 30 分钟，切段。将红辣椒剖开，去籽，切成细丝；蒜去皮，切末；姜洗净，切末。将绿豆芽洗净，去头尾，在醋中浸泡 2 分钟后，捞出，沥干水分。将锅置大火上，放食用植物油烧热，倒入蒜末、姜末、红辣椒丝爆香，加入绿豆芽和贡菜大火翻炒，再加入水、料酒翻炒数下，加入食盐，快速炒均，淋上香油即可。

【用法】佐餐食用。

【功效】促进人体发育，抗衰老，防癌。适用于脂肪肝，肥胖症等患者。

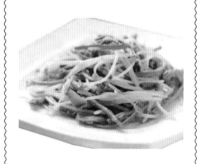

黄瓜紫菜汤

【原料】黄瓜 300 克，紫菜（干）25 克。姜、小葱、食盐、胡椒粉、香油各适量。

【制法】紫菜浸泡至发胀，淘洗干净；黄瓜洗净切片；姜切片；小葱切葱花。汤锅内加入适量水烧沸，加入胡椒粉、姜片、紫菜煮沸。加黄瓜片烧煮，加食盐调味，撒入葱花，淋少许香油即可。

【用法】佐餐食用。

【功效】软坚散结，清热化痰。适用于脂肪肝，因肝病引起的身体燥热、头痛、口苦、烦躁等患者。

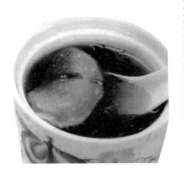

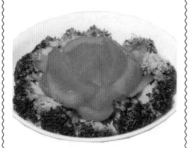

番茄炒西兰花

【原料】西红柿 150 克，西兰花 150 克。食盐、白糖、鲜汤、水淀粉、食用植物油各适量。

【制法】西红柿去蒂，洗净，用开水烫后撕去表皮，切成月牙块待用。西兰花掰成小朵，冲洗干净，入沸水锅中焯水后，沥水待用。锅上火倒入油烧热，放入西兰花、西红柿炒制，溜入少许鲜汤，加入食盐、白糖，待菜炒至入味，用调味，勾薄芡，起锅装盘即成。

【用法】佐餐食用。

【功效】降低血清胆固醇，抗氧化，降血压，降血脂，抑制脂质过氧化，改善脑循环，抗体微循环。适用于脂肪肝，高血压，心脏病等患者。

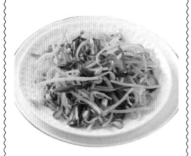

三丝炒绿豆芽

【原料】绿豆芽 400 克，胡萝卜 50 克，韭菜 50 克，黑木耳 30 克。食盐、食用植物油、蒜蓉各适量。

【制法】将绿豆芽洗净，去根须；韭菜摘洗干净，切成段；胡萝卜切成丝；黑木耳浸透，切成丝。将炒锅置火上，加入适量食用植物油烧热，下入绿豆芽，加食盐快速翻炒。倒入韭菜、胡萝卜丝、木耳丝一起炒，待熟时，加蒜蓉调味炒匀，出锅装盘即可。

【用法】佐餐食用。

【功效】清胃涤肠。适用于脂肪肝，心脑血管疾病，结石症等患者。

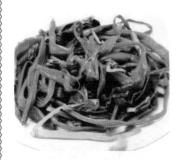

黄花菠菜

【原料】黄花菜 50 克，菠菜 50 克。醋、酱油、食盐、植物油、大蒜各适量。

【制法】将黄花菜择洗干净，菠菜择洗干净，大蒜切末。将黄花菜放入烧沸的清水中，旺火煮沸，迅速离火，倒入漏勺，沥干晾凉。将菠菜放入开水中余一下，捞出沥干水分。起油锅，下大蒜末炝锅，黄花菜和菠菜一起入锅炒熟，再放醋、酱油、食盐调味炒匀即可。

【用法】佐餐食用。

【功效】清热利湿，滑肠通便，补肝养血。适用于脂肪肝患者。

番茄炖土豆

【原料】西红柿 300 克，土豆 300 克。食盐、白糖、鲜汤、食用植物油各适量。

【制法】西红柿去蒂，洗净，切成月牙块待用。土豆去皮，洗净，切成块。锅上火倒入油烧热，下土豆、西红柿炒制，添加适量鲜汤烧沸，加入食盐和少许白糖，用小火炖约 15 分钟，加入调味即成。

【用法】佐餐食用。

【功效】和血脉，降血压，解热毒。适用于脂肪肝患者。

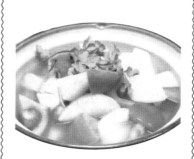

鱼香菠菜

【原料】菠菜 500 克。泡椒、大葱、大蒜、姜、食盐、糖、醋、酱油、料酒、水淀粉各适量。

【制法】将菠菜摘去老叶，洗净；大葱、姜、大蒜均洗净，切末；食盐、糖、醋、酱油、料酒、水淀粉混合调成味汁。将炒锅置火上，加入适量食用植物油烧热，倒入菠菜稍炒后盛盘。炒锅倒入食用植物油烧热，下入泡椒、姜末、蒜末煸炒出香味，加兑好的味汁炒熟。放入菠菜炒匀，撒入葱末，出锅装盘即可。

【用法】佐餐食用。

【功效】降脂。适用于脂肪肝患者。

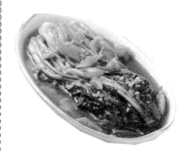

黄花菜炒黄瓜

【原料】黄瓜 150 克，黄花菜 15 克。植物油、食盐各适量。

【制法】黄瓜洗净去皮，用斜刀切片。黄花菜去硬梗，漂洗干净，用温水泡软。锅置火上，倒入植物油烧至九成热时倒入黄花菜、黄瓜，快速翻炒至熟透时加入食盐调味即成。

【用法】佐餐食用。

【功效】补肝明目，除烦安神，补脾和胃。适用于脂肪肝患者。

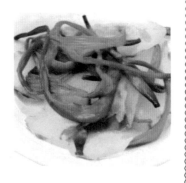

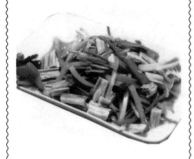

腐竹拌芹菜

【原料】芹菜 250 克，水发腐竹 100 克，胡萝卜少许。食盐、酱油、醋、香油各适量。

【制法】腐竹洗净，入沸水中焯烫后斜切成段。芹菜摘洗干净，入沸水中焯烫，随即捞入冷开水中过凉，沥水后将芹菜整理齐，切成约 3 厘米长的段。胡萝卜洗净，切成条，入沸水烫熟。将芹菜、腐竹、胡萝卜放入碗中，加入食盐、酱油、醋、香油拌匀，装盘即成。

【用法】佐餐食用。

【功效】健脾益气，平肝化湿，祛瘀降脂。适用于肝经湿热型脂肪肝、冠心病及高血压等病症的患者。

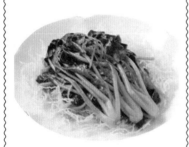

银丝菠菜

【原料】菠菜 500 克，细粉丝 100 克。食用植物油、水淀粉、食盐、糖、姜各适量。

【制法】将细粉丝洗净，沥干水分；菠菜洗净，切成段；姜洗净，切成末。将炒锅置火上，加入适量食用植物油烧至八成热，下入粉丝炸至酥香，捞出装盘。炒锅内留底油，下入姜末炝锅，倒入菠菜段用大火煸炒，加食盐、糖调味炒匀，用水淀粉勾薄芡，盛在粉丝上即成。

【用法】佐餐食用。

【功效】开胃健脾。适用于脂肪肝患者。

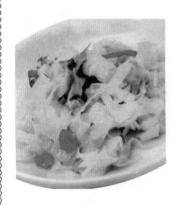

姜末拌卷心菜

【原料】卷心菜 300 克。香油 10 克，食盐、白糖、姜末、干红辣椒、醋、黄豆油各适量。

【制法】卷心菜去掉根、梗、老筋，切成丝，放入开水锅中余一下，捞出沥干水分。干红辣椒泡发后去蒂、子，用黄豆油稍炸捞出。将余好的卷心菜丝、炸好的红干辣椒丝同放盘中，放入食盐、姜末、白糖、醋、香油拌匀即成。

【用法】佐餐食用。

【功效】润脏腑，益心力，凉血平肝。适用于脂肪肝患者。

黄瓜炒鸡蛋

【原料】黄瓜 30 克。鸡蛋 100 克，植物油、姜片、精盐各适量。

【制法】黄瓜洗净，斜刀切片；鸡蛋打散加精盐拌匀。炒锅置火上，加入植物油烧热，下蛋液煎成金黄色，炒散。另起油锅，放入姜片炒香，加入黄瓜炒熟，放入炒好的鸡蛋，调入少许精盐，炒匀装盘即成。

【用法】佐餐食用。

【功效】补阴益血，除烦安神，护肝养胃。适用于脂肪肝患者。

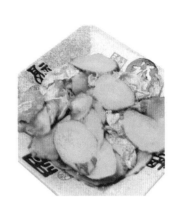

清炒卷心菜

【原料】卷心菜 450 克。虾米、香菇（干）各 50 克，食盐、食用植物油各适量。

【制法】香菇用温水泡发，去蒂，洗净，切成丝；虾米以温水浸泡；卷心菜洗净，切成丝。炒锅置火上，加入适量食用植物油，大火烧至九成热，下入卷心菜快速翻炒至半熟。下入香菇、虾米稍炒后，加食盐、清水适量，盖上锅盖焖透，出锅装盘即可。

【用法】佐餐食用。

【功效】抗外来致癌物侵蚀。适用于脂肪肝患者。

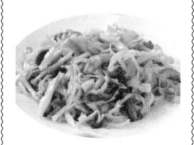

酱茼蒿

【原料】茼蒿 500 克，番茄 1 个。花椒 5 克，姜、蒜各 10 克，植物油、食盐、醋各适量。

【制法】茼蒿洗净后切段装盘；姜、蒜捣蓉；番茄去皮，切四瓣。起油锅，下花椒爆香，番茄入锅，加姜、蒜蓉和少许水熬酱。将熬好的酱淋在茼蒿上，加食盐、醋拌匀即可。

【用法】佐餐食用。

【功效】健脾开胃，消食利气，养心安神。适用于脂肪肝患者。

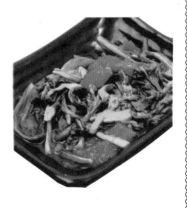

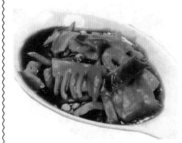

家常豆腐

【原料】老豆腐 2 块，猪里脊肉 75 克，笋片、水发木耳、水发香菇、青豆各少量。葱花、姜末、食盐、白糖、酱油、料酒、淀粉、食用植物油各适量。

【制法】豆腐冲洗干净，切成厚片。猪里脊肉洗净，切成片上浆。将木耳、香菇、青豆洗净待用。锅上火倒入油烧热，放入豆腐片炸至表面呈金黄色时，捞出沥油。锅中留少许底油，投入葱姜炸香，烹入料酒，加入水、酱油、食盐、白糖、豆腐片、笋片、肉片、木耳、香菇、青豆烧透，加入调味，勾芡后出锅装盘即成。

【用法】佐餐食用。

【功效】益中气，和脾胃，健脾利湿，清肺健肤，清热解毒，抗癌防癌，降低胆固醇，防止血管硬化。适用于脂肪肝，高血脂等患者。

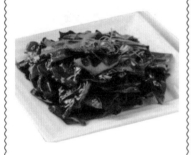

素炒紫椰菜

【原料】紫椰菜 500 克。醋、蒜、食用植物油、食盐各适量。

【制法】紫椰菜洗净，沥干水分，切成片，洒点醋，稍腌；蒜去皮，洗净，用刀背拍成泥。取一干净炒锅，置小火上烧热，下入紫椰菜片，翻炒至熟，出锅装碗。将炒锅洗净，加入适量食用植物油烧热，下入熟紫椰菜片，炒匀，加蒜泥、食盐调味，出锅装盘即可。

【用法】佐餐食用。

【功效】增强血管弹性，改善循环系统和增进皮肤的光滑度，抑制炎症和过敏。适用于脂肪肝，便秘，心脏病，过早衰老，关节炎，中老年人等患者。

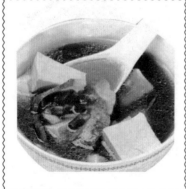

苦瓜豆腐汤

【原料】苦瓜 150 克，豆腐 400 克。植物油、黄酒、酱油、香油、食盐、湿淀粉各适量。

【制法】苦瓜去皮、去子，洗净，切片。豆腐洗净切块。起油锅烧热，放入苦瓜片翻炒几下，倒入开水，加豆腐块，加食盐、黄酒、酱油煮沸，用湿淀粉勾薄芡，淋上香油即成。

【用法】佐餐食用。

【功效】益气清热，解毒利水，消肿。适用于脂肪肝，气血不足，脾肺两虚等患者。

口蘑炖豆腐

【原料】豆腐 300 克，鲜口蘑 100 克，笋片 25 克，虾米少许。葱花、姜米、食盐、料酒、素汤（香菇蒂、黄豆芽等熬成的汁）、水淀粉各适量。

【制法】豆腐冲洗干净，切成片，放入沸水锅中焯后捞出沥水待用。鲜口蘑去杂质后冲洗干净，入沸水中焯烫一下，沥水后切成片。锅上火倒入油烧热，下姜米、口蘑片略炒，烹入料酒，添加适量素汤大火烧开，放入豆腐、笋片、虾米、食盐，转小火炖 10 多分钟，加入调味，用水淀粉勾芡，撒上葱花，出锅装盘即成。

【用法】佐餐食用。

【功效】降脂，补益气血，健脾开胃，润肠通便，清肺止咳，补钙。适用于脂肪肝，高脂血症，动脉硬化，冠心病，慢性胃炎，便秘，肺热咳嗽，缺钙等患者。

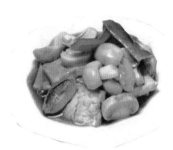

鸡蛋炒韭菜

【原料】韭菜 400 克，鸡蛋 200 克。姜、香油、食盐、食用植物油各适量。

【制法】将韭菜花摘去老梗，切成段；姜洗净，切丝；将鸡蛋打进碗里搅碎，拌上姜丝。将炒锅置火上，加入适量食用植物油烧热，下入鸡蛋，待鸡蛋表面微微焦。倒入韭菜花翻炒至九成熟，加食盐调味，出锅装盘即可。

【用法】佐餐食用。

【功效】温补肝肾。适用于脂肪肝，夜盲症，皮肤粗糙，便秘，干眼病等患者。

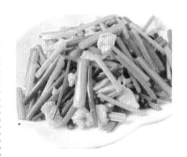

凉拌生菜

【原料】生菜 300 克。葱、蒜各 10 克，酱油、醋、食盐、香油各适量。

【制法】生菜洗净沥干水；葱切花，蒜剁蓉。将葱花、蒜蓉与醋、酱油、食盐、香油混合调成味汁。生菜撕段装盘，将味汁淋在生菜上，轻轻拌匀即可。

【用法】佐餐食用。

【功效】润肠通便，助消化，促吸收，改善睡眠。适用于脂肪肝患者。

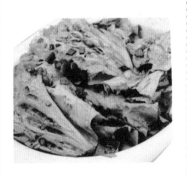

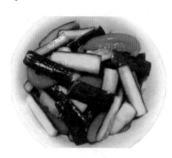

凉拌黄瓜

【原料】嫩黄瓜300克，西红柿2个。熟芝麻少许，芝麻酱、食盐、鲜酱油、醋、香油各适量。

【制法】黄瓜洗净，去瓤，切成条，加入少许食盐腌制约10分钟，滗去水，装入稍大的碗中。西红柿去蒂，冲洗干净，用开水稍烫后，撕去皮，挖去籽，再切成小块，放入装黄瓜的碗中。将芝麻酱放入小碗中，用少许凉开水调开，加入酱油、醋、食盐等调味料调匀成汁，浇在黄瓜、西红柿上拌匀，装盘后撒上熟芝麻即成。

【用法】佐餐食用。

【功效】清热止渴，健胃消食。适用于各种类型脂肪肝及高脂血症患者。

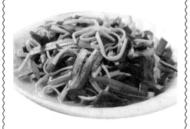

豆腐皮炒韭菜

【原料】韭菜400克，豆腐皮150克。食用植物油、食盐、糖、酱油各适量。

【制法】将韭菜洗净，切段；豆腐皮洗净，切丝。将炒锅置火上，放食用植物油烧热，放入水、豆腐皮丝，加食盐、糖、酱油，用小火慢慢翻炒5分钟。豆腐皮丝完全吸收汤味道后，再放入韭菜继续炒熟，出锅装盘即可。

【用法】佐餐食用。

【功效】补充钙。适用于脂肪肝患者。

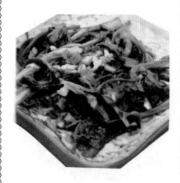

凉拌茼蒿

【原料】茼蒿500克，牛肉100克。姜、蒜、酱油、香油、醋、食盐、植物油、胡椒粉各适量。

【制法】茼蒿洗净切小段后沥干水分，姜、蒜捣蓉，牛肉剁成泥。将酱油、姜蓉、蒜蓉、醋、香油、食盐、胡椒粉放入碗中搅匀，下油锅和牛肉一起炒熟，盛出。茼蒿余水后捞出装盘，将炒熟的牛肉倒入拌匀，腌几分钟即可。

【用法】佐餐食用。

【功效】养肝护肝，调和脾胃，化痰止咳，降压补脑。适用于脂肪肝患者。

木耳拌芹菜

【原料】香芹菜 200 克，水发小朵黑木耳 100 克。醋、食盐、白糖、鸡清汤、香油各适量。

【制法】芹菜摘洗干净，入沸水锅中焯一下，立即用冷开水激凉，挤去水分，切成长 4~5 厘米的段。木耳去蒂，漂洗干净，入沸水中焯透，沥水待用。锅上火添加少许鸡清汤烧沸，加入适量醋、食盐、白糖、调味，再倒入芹菜、木耳、香油，拌匀，起锅装盘即成。

【用法】佐餐食用。

【功效】清热利湿，平肝降压，降血脂，补虚抗癌，降低尿酸。适用于肝经湿热型脂肪肝，痛风，高脂血症，高血压，冠心病等患者。

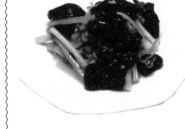

香菇炒西兰花

【原料】西兰花 450 克。香菇、食用植物油、蒜片、食盐、胡椒粉各适量。

【制法】西兰花洗净，切成块；用热水把香菇泡软，洗净挤干水分，切成片。西兰花、香菇放入沸水中烫 3 分钟，捞出。炒锅置大火上，加入适量食用植物油烧热，下入蒜片炒香，约 1 分钟，倒入香菇炒 1分钟，加西兰花、食盐炒翻均匀。倒入清水，将锅盖盖上，用中火焖 5 分钟左右，直到西兰花烧软，期间需要不断翻炒，蒜片去掉，撒上胡椒粉即可。

【用法】佐餐食用。

【功效】降低形成黑色素的酶及阻止皮肤色素斑的形成。适用于脂肪肝患者。

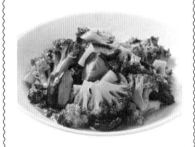

芦笋百合

【原料】芦笋 200 克，胡萝卜 100 克，百合 3 个。食盐、植物油各适量。

【制法】芦笋洗净切小段，百合瓣片洗净，胡萝卜洗净切丝。起油锅，将胡萝卜和芦笋下锅炒至六成熟，放入百合大火炒熟。加入食盐调味拌匀即可。

【用法】佐餐食用。

【功效】养阴润肺，清心安神。适用于脂肪肝患者。

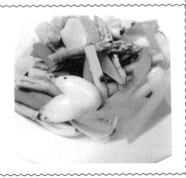

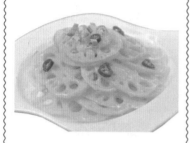

凉拌藕片

【原料】花香藕 300 克，青、红椒各 1 只。姜末、食盐、醋、香油各适量。

【制法】花香藕刮去表皮，洗净，切成薄片，用清水冲洗一下，沥水待用。青、红椒去籽，洗净，切成丝。将姜末、醋、少许食盐、和香油放入碗中，调成汁待用。锅上火倒入油烧热，投入青、红椒丝略煸后关火，放入藕片和调好的汁拌匀，待藕片入味，起锅装盘即成。

【用法】佐餐食用。

【功效】消暑开胃，减肥轻身。适用脂肪肝，痛风合并单纯性肥胖症患者。

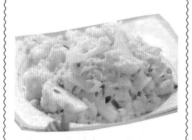

花椰菜炒蛋

【原料】嫩花椰菜（菜花）250 克，鸡蛋 2 个。葱花、食用植物油、料酒、糖、食盐、酱油各适量。

【制法】将菜花洗净，择成小朵；鸡蛋磕入碗中，加食盐、料酒、酱油搅匀。把菜花入沸水锅中氽熟，捞起沥水。锅上火，放食用植物油烧热，下鸡蛋液炒至凝固，放菜花、糖，撒葱花，炒匀即成。

【用法】佐餐食用。

【功效】促进肠胃蠕动，有助于清除宿便。适用于脂肪肝患者。

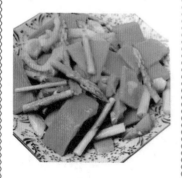

芦笋炒南瓜

【原料】芦笋 500 克，南瓜 300 克，青椒 100 克。植物油、食盐、葱各适量。

【制法】芦笋、南瓜、青椒洗净后，分别切成芦笋段、南瓜片、青椒丝；葱切花。起油锅，先下青椒丝爆香，再下南瓜片翻炒，加少许水焖 2～3 分钟。倒入芦笋段，炒匀焖熟收汁，加食盐炒匀，撒葱花即可。

【用法】佐餐食用。

【功效】润肺益气，化痰排脓，利尿，美容。适用于脂肪肝患者。

荠菜山药

【原料】山药 250 克，荠菜 80 克。姜末、食盐、白糖、鲜汤、水淀粉、食用植物油各适量。

【制法】山药去皮，洗净，切成长方条，放入冷水中浸泡片刻，捞出沥水待用。荠菜洗净，切成细末，加入少许食盐腌制片刻待用。锅上火倒入油至 5 成热，放入山药焐油至断生时，倒入漏勺沥油。锅中留底油，投入姜末炸香，倒入荠菜略炒，倒入山药，添加少许鲜汤烧开，加入食盐、白糖调味，用水淀粉勾薄芡，出锅装盘即成。

【用法】佐餐食用。

【功效】补中益气，降脂化痰。适用于轻度脂肪肝，病后康复、体虚多病和年老体弱者，糖尿病等患者。

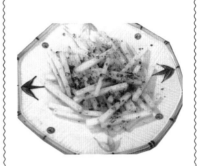

绿豆苦瓜莲子汤

【原料】苦瓜 200 克，绿豆 100 克，莲子 50 克，冰糖适量。

【制法】将绿豆洗净，浸泡 1 小时；苦瓜洗净，去籽，切成小方块；莲子清洗干净。将绿豆、莲子放入砂锅，加适量清水煮沸，用小火煮 1 小时。放苦瓜、冰糖煮 10 分钟即可。

【用法】佐餐食用。

【功效】强心，拮抗钙离子及抗心律不齐。适用于脂肪肝，体质虚弱，心慌，失眠多梦，遗精等患者。

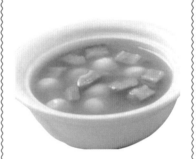

木耳香菇烧芦笋

【原料】芦笋 500 克，香菇 100 克，木耳 150 克。湿淀粉、植物油、料酒、胡椒粉、鲜汤、食盐各适量。

【制法】将芦笋洗净切小段，香菇洗净切丝，木耳洗净切片。起油锅，放入香菇、木耳煸炒几下，加料酒炒片刻，加入胡椒粉和少量鲜汤烧焖一下，再加入芦笋同烧。用食盐、湿淀粉对成芡汁，烹入锅内，炒匀起锅即可。

【用法】佐餐食用。

【功效】清热益肝，养肝明目，和中润肠，开胃健脾。适用于脂肪肝患者。

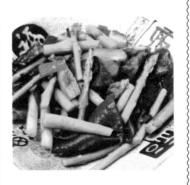

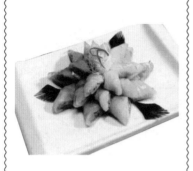

三丝包菜卷

【原料】卷心菜1棵，香菇丝、胡萝卜丝、芹菜茎各适量。姜丝、食盐、白糖、醋、橙汁、香油各适量。

【制法】卷心菜去除老叶，剥开叶片，洗净，与香菇丝、胡萝卜丝、芹菜茎分别入沸水锅中焯透捞出，晾凉待用。取小碗一只，放入橙汁、食盐、白糖、醋、香油，兑制成卤汁待用。用卷心菜叶卷入香菇丝、胡萝卜丝、芹菜茎、姜丝成菜卷（注意要卷紧些，便于改刀装盘）放入大碗中，倒入调好的卤汁浸泡，食用时，取出改刀装盘，淋上香油即成。

【用法】佐餐食用。

【功效】软化血管，防癌抗癌。适用于各种类型脂肪肝患者。

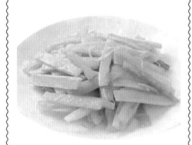

清炒苦瓜

【原料】苦瓜450克。食用植物油、姜、葱、食盐各适量。

【制法】将苦瓜洗净，去籽、瓤，切成细丝，用食盐稍腌出水，捞出，洗净，入沸水锅中余水，捞出沥水；姜洗净，切成丝；葱洗净，切成段。将炒锅置火上，加入适量食用植物油烧热，下入姜丝、葱段，略爆一下。随即放入苦瓜丝爆炒片刻，加食盐略炒，出锅装盘即可。

【用法】佐餐食用。

【功效】增进食欲，健脾开胃，利尿活血，消炎退热，清心明目。适用于脂肪肝患者。

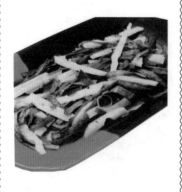

藕丝炒韭菜

【原料】韭菜50克，莲藕300克。植物油、食盐各适量。

【制法】将藕刮去外皮，洗净切丝；韭菜洗净切段。取锅烧热，入油适量，待油烧到七成热时，放入藕丝，煸炒片刻。锅内加少量水，盖上锅盖焖一会儿，再放韭菜、食盐，翻炒几下即可起锅。

【用法】佐餐食用。

【功效】益胃健脾，养血补益。适用于脂肪肝，肝病引起的厌食或食欲不振等患者。

山楂糕拌莴笋

【原料】鲜嫩莴笋 250 克，山楂糕 100 克，绵白糖适量。

【制法】将莴笋去皮、冲洗干净，切成片或丝，用食盐拌腌约 10 分钟。山楂糕切成片或丝。将腌渍好的莴笋滗去水分，放入大碗中，再加入山楂糕和少许绵白糖拌匀即成。

【用法】佐餐食用。

【功效】健脾利尿。适用于痰湿互结型脂肪肝患者。

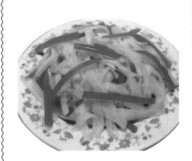

红焖冬瓜

【原料】冬瓜 400 克。香菇、姜、葱、食用植物油、食盐、糖、水淀粉、老抽、鸡汤各适量。

【制法】将冬瓜去皮、去籽，切大块；香菇切成片；姜切成片；葱切成小段。将烧锅置火上，加入适量食用植物油烧热，下入姜片爆香后，倒入香菇片翻炒片刻，添鸡汤、食盐、糖、老抽调味。下入冬瓜块焖至熟透，用水淀粉勾芡，加葱段，出锅装盘即可。

【用法】佐餐食用。

【功效】提高人体免疫力。适用于脂肪肝患者。

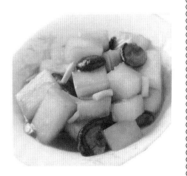

芹菜炒百合

【原料】芹菜 50 克，百合 25 克，胡萝卜 25 克。葱花、蒜末、植物油、食盐、香油各适量。

【制法】将百合瓣片洗净；芹菜洗净，切斜片；胡萝卜洗净去皮，切片。将胡萝卜、芹菜放入沸水锅中余至断生，捞出沥水。起油锅，下蒜炝锅，放百合、胡萝卜、芹菜入锅翻炒，加食盐调味炒匀，最后淋少许香油，撒葱花即可。

【用法】佐餐食用。

【功效】平肝清热，止咳化痰。适用于脂肪肝患者。

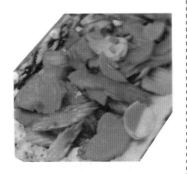

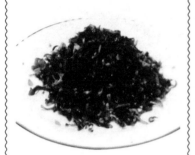

爽口菠菜松

【原料】小棵菠菜 400 克。姜米、食盐、白糖、优质白酒、香油各适量。

【制法】菠菜去黄叶、根须，洗净后入沸水锅中烫一下，随即捞入冷开水中激凉，再挤去水分，切成碎末（越细越好）。将切碎的菠菜放入碗中，加入食盐、香油、白酒、白糖一起拌匀，装盘后，撒上姜米即成。

【用法】佐餐食用。

【功效】清热泻火，润燥调中。适用于轻、中度脂肪肝患者。糖尿病伴高血压属火盛津亏患者食疗时，去掉原料中的白糖和白酒。

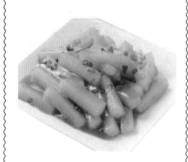

酱烧冬瓜条

【原料】冬瓜 400 克。食用植物油、糖、酱油、葱、食盐、水淀粉各适量。

【制法】将冬瓜削去外皮，去瓤、籽，洗净，切成条；葱洗净，切成花。将炒锅置火上，加入适量食用植物油，大火烧至六成热，下入葱花爆香。倒入冬瓜条炒至断生，加食盐、酱油、糖和适量清水，烧至熟烂，用水淀粉勾芡，炒匀，出锅装盘即可。

【用法】佐餐食用。

【功效】降低人体胆固醇，降低心血管疾病的发病率，并能减少自由基对人体的损害。适用于脂肪肝患者。

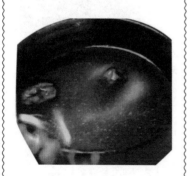

芹菜红枣汤

【原料】芹菜 700 克，红枣（干）200 克，猪肉 50 克。清汤、食盐适量。

【制法】分别将芹菜、红枣洗净，芹菜切片，猪肉剁成肉末。起油锅，加适量清汤煮沸，加入肉末煮熟。将芹菜、红枣放入沸水锅中略煮，加食盐调味即可。

【用法】佐餐食用。

【功效】平肝养胃，养血补虚，镇静安神。适用于脂肪肝，慢性肝炎，肝硬化等患者。

酸甜泡菜

【原料】白菜梗 400 克，干红辣椒 1 只。姜丝、糖精、白糖、醋、香油各适量。

【制法】白菜梗冲洗干净，切成菱形块待用。干辣椒去籽，切成细丝。锅上火添加适量开水，放入白菜梗焯水至断生，捞出沥干水分。另用锅加入适量清水、白糖烧开，倒入大碗中，加入糖精调匀，待冷却后，再倒入醋，然后放入白菜梗、红椒丝、姜丝浸泡约 2 小时。食用前，取出装盘。

【用法】佐餐食用。

【功效】健脾开胃，降低尿酸。适用于脂肪肝，痛风，高脂血症，肥胖症等患者。

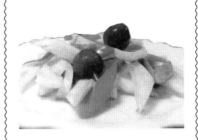

五元蒸南瓜

【原料】老南瓜 300 克，枸杞、莲子、桂圆肉、红枣、荔枝各 10 克，食盐、糖各适量。

【制法】将老南瓜去皮、籽，切成片扣入碗内。把枸杞、莲子、桂圆肉、红枣、荔枝洗净放到扣好的南瓜肉碗内，撒上食盐、糖待用。将蒸锅置火上，加适量清水煮沸，放入枸杞、莲子、桂圆肉、红枣、荔枝及南瓜，用中火蒸 15 分钟即可。

【用法】佐餐食用。

【功效】有助于人体生长发育。适用于脂肪肝患者。

芹菜胡萝卜

【原料】芹菜 150 克，胡萝卜 100 克。植物油、葱、蒜、香油、食盐各适量。

【制法】将芹菜洗净，切斜丝；胡萝卜洗净去皮，切丝；葱切花，蒜切末。起油锅，放入蒜炝锅，放芹菜丝、胡萝卜丝入锅翻炒。加食盐调味炒匀，撒葱花，淋少许香油即可。

【用法】佐餐食用。

【功效】益肝明目，利膈宽肠，增强免疫功能。适用于脂肪肝患者。

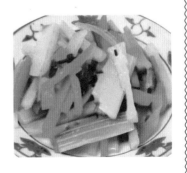

蒜末苦瓜

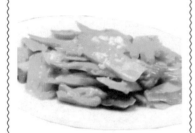

【原料】苦瓜 300 克，红辣椒 1 个。蒜末、食盐、白糖、食用植物油各适量。

【制法】苦瓜洗净，顺长对半剖开，去瓤，切成片。红辣椒洗净，去籽，切成菱形片。锅上火倒入油至 8 成热，投入苦瓜、红辣椒快速炒制，溜入少许水，加入食盐、白糖炒至苦瓜稍变软，再加入蒜末炒匀，用调味，出锅装盘即成。

【用法】佐餐食用。

【功效】清热润脾，养肝明目，降糖降脂。适用于动脉粥样硬化，脂肪肝，糖尿病，暑热烦渴等患者。

百合蒸南瓜

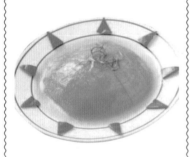

【原料】老南瓜 600 克，百合、冰糖、水淀粉各适量。

【制法】将老南瓜洗净，消去表皮，切成长条摆入碗内。将百合洗净，放入摆好南瓜条的碗内，再加冰糖放到蒸笼中蒸 20 分钟。将蒸好的百合、南瓜翻扣在碟内，沥出原糖汁水。勾玻璃芡浇到南瓜表面即可。

【用法】佐餐食用。

【功效】润肺止咳，养阴消热，清心安神。适用于脂肪肝，体虚肺弱者，更年期女性，神经衰弱等患者。

青椒土豆片

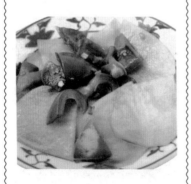

【原料】土豆 250 克，青椒 250 克。植物油、酱油、醋、白糖、食盐、花椒、大葱、姜各适量。

【制法】将青椒去蒂去子洗净，切成块；土豆去皮洗净，切成片；大葱、姜切片。炒锅放油烧热，下入土豆片炸至金黄色，捞出控油。另起油锅，下入葱片、姜片、花椒炒香，放入土豆片、青椒块煸炒，烹入醋、酱油，加白糖、食盐翻炒均匀，即可。

【用法】佐餐食用。

【功效】和胃健中，滋阴平肝。适用于脂肪肝，乙型肝炎引起的脾胃不适等患者。

糖醋花菜

【原料】花菜 500 克，芹菜 75 克，胡萝卜半根。糖精、食盐、白糖、醋、香油各适量。

【制法】花菜用手掰成小朵，用小刀扦去茎，洗净待用。胡萝卜洗净切成片。芹菜去叶，洗净，一半切成约 2 厘米长的段，另一半入沸水锅中焯烫一下，打成结待用。锅上火加入适量开水，放入花菜煮至断生，捞出沥水。另用锅加入适量清水、白糖烧开，倒入碗中，加入糖精调匀，待冷却后，再倒入醋、香油，然后放入花菜、胡萝卜片、芹菜结浸泡约 2 小时。食用前，去掉芹菜结，装盘，放上芹菜段即可。

【用法】佐餐食用。

【功效】助消化，增食欲，生津止渴，改善便秘，防癌。适用于脂肪肝患者。

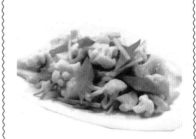

糖醋黄瓜卷

【原料】小黄瓜 200 克，红辣椒 5 克，姜、香油、糖、食盐、醋各适量。

【制法】将小黄瓜洗净，切成长段，用食盐略腌软后，洗去食盐水。将红辣椒去籽，切成长丝；姜去皮，切丝。将每段小黄瓜削成连续的长薄片，削到瓜瓤时就停下来。将姜丝和红辣椒丝放入小黄瓜条中，包卷成圆条状，置于碗内，加香油、糖、食盐、冷开水、醋略腌 20 分钟后取出，切小段，排入盘中，淋上腌汁即可食用。

【用法】佐餐食用。

【功效】可阻止有关细胞的新陈代谢，从而终止细胞组织的癌变过程，降低癌症的发生率。适用于脂肪肝患者。

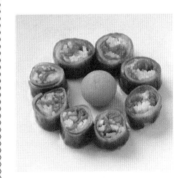

清蒸南瓜

【原料】南瓜 1500 克，白糖 50 克。

【制法】将南瓜洗净，除去里边的子和瓤，削去南瓜表皮，切厚片。将南瓜片一层一层地码在盘子里，在南瓜上适当撒些白糖。放入蒸笼中蒸熟即可。

【用法】佐餐食用。

【功效】健脾养胃，补中益气。适用于脂肪肝患者。

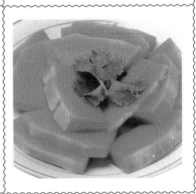

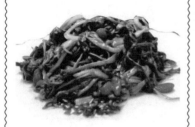

茼蒿炒枸杞

【原料】茼蒿 150 克，枸杞菜（枸杞头）100 克，枸杞少许。食盐、白糖、食用植物油各适量。

【制法】分别将茼蒿、枸杞菜摘洗干净，沥水待用。枸杞用水浸泡。炒锅上火倒入油烧热，投入茼蒿、枸杞菜大火速炒，炒至菜断生时加入枸杞同炒，调味后装盘即成。

【用法】佐餐食用。

【功效】降压，降脂，清肝，清肺。适用于脂肪肝，高血压，高脂血症，动脉硬化等病症的患者。

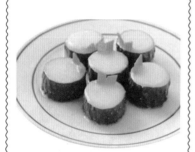

玉子酿黄瓜

【原料】黄瓜 400 克，日本豆腐、胡萝卜、食盐、糖、水淀粉、蛋奶、食用植物油各适量。

【制法】将日本豆腐切成段；黄瓜切成段，中间挖空；胡萝卜洗净，切成片。把日本豆腐逐个酿入黄瓜圈内，入柜蒸 8 分钟，取出；把胡萝卜片用开水烫熟，摆入日本豆腐上。在烧锅加入适量食用植物油，添清汤，加食盐、糖调味煮沸，用水淀粉勾芡，推入蛋奶，淋在黄瓜圈上即可。

【用法】佐餐食用。

【功效】利水消肿，止渴除烦，通淋散结。适用于患有脂肪肝且体重超重的患者。

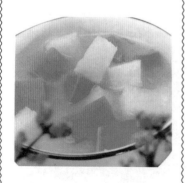

山药南瓜羹

【原料】南瓜 500 克，山药 200 克。红薯粉、白糖各适量。

【制法】将南瓜洗净，去子去瓤，削去南瓜表皮，切小块；山药去皮洗净切小块。锅中加水烧沸，把南瓜、山药放入煮熟，加入白糖拌匀。将红薯粉加水拌匀，慢慢倒入锅中，倒的时候注意不停地搅拌，稍煮片刻即可。

【用法】佐餐食用。

【功效】健脾益胃，助消化，滋肾益精。适用于脂肪肝，因肝病引起的久病体虚、脾胃虚弱等患者。

茼蒿炒蒜头

【原料】茼蒿 200 克，蒜头 50 克。食盐、白糖、食用植物油各适量。

【制法】茼蒿摘洗干净，沥水待用。蒜头分瓣、去皮，冲洗干净，用刀拍碎。锅上火倒入油烧热，投入碎蒜瓣煸炒片刻，再下茼蒿大火速炒，加入少许食盐、白糖，炒至菜断生时加入调味，出锅装盘即成。

【用法】佐餐食用。

【功效】理气和胃，降压祛脂。适用于脂肪肝，高血压，高脂血症，胃功能性消化不良等病症的患者。

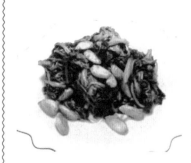

银丝白菜

【原料】白菜帮 350 克，绿豆芽 250 克。水发粉丝 100 克，芝麻酱 50 克，酱油、盐、白糖、醋、香油各适量。

【制作】白菜帮切细丝，一层白菜丝一撮盐，排放整齐，腌渍 2~3 小时。绿豆芽与粉丝分别用沸水烫一下，捞出过凉，沥干水分。白菜挤去水分，加粉丝与绿豆芽，再调料拌匀。

【用法】佐餐食用。

【功效】健脾利湿，清热润肺。适用于脂肪肝，高脂血症合并慢性肝炎等患者。

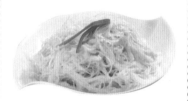

生煸黄花菜

【原料】黄花菜 100 克。食用植物油 25 克，料酒、白糖、食盐各适量。

【制法】将黄花菜择洗干净后用开水汆一下，再用凉水浸泡后捞出沥干水分。锅内放食用植物油烧热，放入黄花菜、食盐，快速煸炒。黄花菜完全变成油亮深色后加入白糖、料酒炒匀即可。

【用法】佐餐食用。

【功效】疏肝解郁，清热明目。适用于脂肪肝患者。

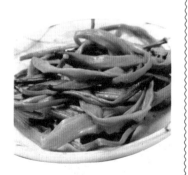

西兰花腐竹

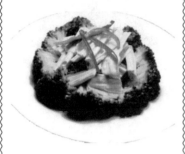

【原料】腐竹 150 克，西兰花 150 克。食盐、白糖、醋、香油各适量。

【制法】将西兰花切成小朵，冲洗干净，入沸水锅焯烫一下，用冷开水过凉，沥水待用。将腐竹用温水泡软，切成段，入沸水锅中焯烫，沥净水。将西兰花、腐竹放入大碗中，加入食盐、白糖、醋、香油拌匀，然后将腐竹码放在盘子的中间，西兰花围在腐竹的周围即成。

【用法】佐餐食用。

【功效】降低血清胆固醇，去除血管壁上的胆固醇、防止血管硬化。适用于因肥胖而引起的脂肪肝，高血压，冠心病患者。

番茄炒鸡蛋

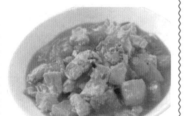

【原料】番茄 300 克，鸡蛋 150 克。食用植物油、食盐、糖各适量。

【制法】将番茄洗净，切成块；将鸡蛋磕入碗中，加食盐打匀。将炒锅置火上，加入适量食用植物油烧热，倒入鸡蛋液，凝固时，用炒勺从鸡蛋的边缘轻轻进入，将鸡蛋翻过来，煎一下，等两面的颜色都呈现金黄色时，取出。下入番茄块，翻炒几下，加鸡蛋、食盐、糖，翻炒几下，出锅装盘即可。

【用法】佐餐食用。

【功效】保持血管壁的弹性和保护皮肤。适用于脂肪肝患者。

生菜玉米汤

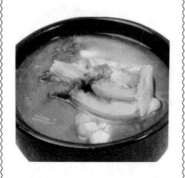

【原料】生菜 100 克，胡萝卜 100 克，玉米 100 克。清汤、香油、食盐各适量。

【制法】生菜、玉米洗净切段，胡萝卜洗净切块。架汤锅，加适量清汤煮沸，放入胡萝卜、玉米煮熟。快起锅时放入生菜稍烫，然后下食盐、香油调味即可。

【用法】佐餐食用。

【功效】清心护肝，清脂，降血补脑。适用于脂肪肝患者。

香干炒芹菜

【原料】芹菜 200 克，香干 100 克，猪里脊肉 50 克，胡萝卜或红椒少许葱花、姜末、料酒、食盐、鲜汤、水淀粉、香油、食用植物油各适量。

【制法】猪肉切丝，加入料酒、食盐、水淀粉拌匀待用。香干洗净，切成条。芹菜摘洗干净，切成约 3 厘米长的段。红椒洗净，切成条。锅上火倒入油烧热，投入葱姜煸香，下肉丝炒熟盛出。净锅继续上火倒入油烧热，下芹菜大火速炒，溜少许冷水略炒，倒入肉丝、香干条，加入少许鲜汤、食盐、炒匀入味，用水淀粉勾芡，淋入香油，出锅装盘即成。

【用法】佐餐食用。

【功效】通脉，补虚明目。适用于糖尿病伴脂肪肝，高血压，动脉硬化等患者。

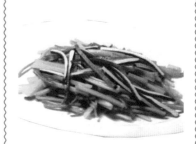

蒜香茄子

【原料】茄子 500 克。蒜、香菜、葱花、姜末、食用植物油、酱油、糖、食盐、料酒、辣椒粉各适量。

【制法】茄子切块；蒜去皮，切成片；香菜洗净，切成段。将炒锅置火上，加入适量食用植物油烧热，下入蒜片、葱花、姜末爆香，倒入茄子翻炒至软熟，加酱油、糖、食盐、料酒，炒至茄子熟透。用大火收浓汤汁，放入香菜，撒上辣椒粉，翻匀，出锅装盘即可。

【用法】佐餐食用。

【功效】增强人体细胞间的黏着力、毛细血管的弹性、减低毛细血管的脆性及渗透性。适用于脂肪肝，容易长痱子，生疮疖等患者。

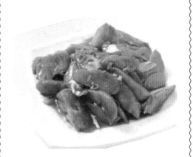

素炒卷心菜

【原料】卷心菜 300 克。植物油、食盐、酱油、花椒、大葱各适量。

【制法】卷心菜择洗干净，沥干水，斜刀切成象眼块；大葱切成 2~3 厘米长的段。炒锅置旺火上，加入植物油烧热，放入花椒炸出香味后捞出。放入葱段稍煸，放入卷心菜翻炒，加酱油、食盐拌炒均匀即可出锅。

【用法】佐餐食用。

【功效】补肝明目，除烦安神，补脾和胃。适用于脂肪肝患者。

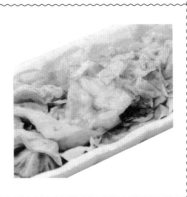

香菇菜心

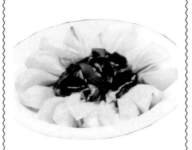

【原料】青菜心200克，鲜香菇150克。姜末、食盐、白糖、酱油、水淀粉、鲜汤、食用植物油、香油各适量。

【制法】青菜心洗净，沥水待用。香菇去蒂，洗净，批成片。锅上火倒入油烧热，投入姜末炸香，下菜心煸炒，加入调味料后炒熟，呈放射状装盘。锅继续上火倒入油烧热，下香菇煸炒片刻，添加少量鲜汤、酱油、食盐、白糖、烧透入味，勾芡，淋入香油后盛在菜心中间即可。

【用法】佐餐食用。

【功效】抑制血清和肝脏中胆固醇的增加，补肝肾和健脾，阻止血管硬化和降低血压。适用于脂肪肝，心肌梗死，冠心病等患者。

西红柿拌芦荟

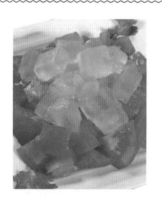

【原料】西红柿250克，芦荟200克。香菜、葱、香油、酱油各适量。

【制法】把西红柿洗净，去掉果蒂后，切成小块。把芦荟肉取出，在沸水中煮3~5分钟后捞出，把芦荟肉切成小块，铺在西红柿上。将香油、酱油和葱兑成汁，淋在芦荟上即可。

【用法】佐餐食用。

【功效】调节内分泌，中和黑色素，提高胶原蛋白的合成功能。适用于脂肪肝患者。

素烧冬瓜块

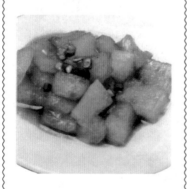

【原料】冬瓜500克。植物油、湿淀粉、酱油、食盐、白糖、葱、香油各适量。

【制法】冬瓜去皮、去子，洗净，切大块；葱切花。起油锅，放入冬瓜块，加入水、白糖、酱油、食盐同烧至熟透。用湿淀粉勾薄芡，淋入香油，撒上葱花即可。

【用法】佐餐食用。

【功效】补益五脏，提高免疫力。适用于脂肪肝，慢性肝病，癌症患者，术后体质虚弱，免疫功能不足等患者。

香菇烧丝瓜

【原料】丝瓜 300 克，水发香菇 50 克。食盐、食用植物油各适量。

【制法】丝瓜去皮，洗净，切成滚刀块。香菇去蒂，洗净，切成片待用。锅上火倒入油烧热，下香菇煸炒出香味，再放入丝瓜炒制，加入食盐和少许水，烧至熟透，用调味，出锅装盘即成。

【用法】佐餐食用。

【功效】祛暑清心，凉血解毒，降血脂，防癌。适用于脂肪肝，冠心病，动脉粥样硬化，血脂偏高，糖尿病等病症的患者。

炒白花藕

【原料】莲藕 400 克，青椒 20 克。植物油、食盐、醋、料酒各适量。

【制法】藕去藕节，削去粗皮，对剖成两半，切成厚 2 毫米的片，放在清水中浸泡，淘洗掉切口的淀粉；青椒去蒂、去籽，洗净，切成 2 厘米大小的菱形片。锅放在旺火上倒入菜油烧至七成热时，放入青椒片略炒，加食盐、醋炒匀。加适量料酒、藕片，炒至藕片九成熟时，加食盐调味，出锅装盘即可。

【用法】佐餐食用。

【功效】开胃消食，化瘀降脂，消积减肥。适用于脂肪肝患者。

蒜香生菜

【原料】生菜 500 克，蒜 15 克。植物油、食盐、蚝油各适量。

【制法】生菜洗净沥干，撕小块；蒜剁成蓉。热油，下蒜蓉爆香，生菜下锅翻炒。加入食盐、蚝油拌均匀，起锅即可。

【用法】佐餐食用。

【功效】杀菌抗病，促进血液循环，改善脑疲倦。适用于脂肪肝患者。

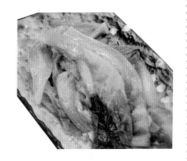

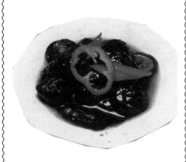

油焖香菇

【原料】水发香菇350克。香菜叶少许，葱段、姜片、食盐、酱油、鸡清汤、食用植物油各适量。

【制法】香菇去掉菌柄，用水冲洗干净，挤干水分待用。香菜叶洗净。锅上火倒入油烧热，投入葱段、姜片煸香，放入香菇，加入适量鸡清汤、酱油、食盐，大火烧沸，转小火焖至香菇入味，加入调味，大火收汁即可装盘，撒上少许香菜叶点缀上桌。

【用法】佐餐食用。

【功效】补肝肾，健脾胃，益气血，降血脂，抗癌防癌。适用于脂肪肝，食欲不振，身体虚弱，年老体弱，心血管疾病，糖尿病，肥胖症，便秘，肝炎及癌症患者。

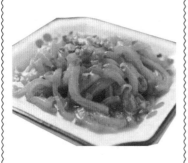

山椒芋丝

【原料】魔芋丝300克。红辣椒、花椒、葱、食盐、食用植物油各适量。

【制法】将魔芋丝入沸水锅氽去碱涩味，捞出；红辣椒洗净，切粒；葱洗净，切花。在锅内入食用植物油烧热，下花椒炒香，加魔芋丝、食盐，用中火慢烧入味，汁水将干时加红辣椒粒，起锅，撒葱花即可。

【用法】佐餐食用。

【功效】降血脂。适用于脂肪肝患者。

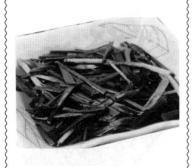

糖醋韭菜

【原料】韭菜300克。醋10克，白糖、食盐、香油各适量。

【制法】韭菜择洗干净，放入沸水锅内氽一下，捞出切成小段；白糖、醋和食盐同放碗内，调成味汁。韭菜用食盐腌至入味，沥干水分。将腌好的韭菜段装入盘内，加入味汁和香油，拌匀即可。

【用法】佐餐食用。

【功效】益肝健胃，润肠通便。适用于脂肪肝患者。

玉米花菜

【原料】花菜 300 克，罐头玉米粒 100 克，红甜椒 1 个。姜蒜末、食盐、白糖、水淀粉、食用植物油、香油各适量。

【制法】花菜掰成小朵，入沸水中焯透，捞入冷水中过凉，沥水待用。红甜椒洗净，去籽，切成片。锅上火倒入油烧热，投入姜、蒜末煸香，下红甜椒、花菜、玉米粒，加入食盐、白糖，添加少量水，烧沸后，加入调味，用水淀粉勾芡，淋入香油，起锅装盘即成。

【用法】佐餐食用。

【功效】益肺宁心，健脾开胃，降血压，降血脂，降胆固醇及防癌抗癌，助消化，增食欲，生津止渴，改善便秘和防癌抗癌。适用于脂肪肝，高脂血症，心血管疾病，肥胖症，维生素 A 缺乏症，慢性肾炎水肿及癌症患者。

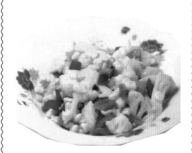

芦笋鲜蘑

【原料】芦笋 400 克，鲜蘑 100 克。香油、食盐、淀粉各适量。

【制法】芦笋剖开，切 3 厘米长的斜刀片；鲜蘑洗净，切成整圆片。将芦笋和鲜蘑入沸水锅中略焯，捞起沥干。将锅烧热，入水、芦笋、鲜蘑、食盐煮沸，期间撇去浮沫，改中火烩 10 分钟后，用水淀粉勾薄芡，浇上香油即可。

【用法】佐餐食用。

【功效】降脂减肥，补充纤维素。适用于脂肪肝患者。

香菇炒卷心菜

【原料】香菇（干）150 克，卷心菜 150 克。植物油、料酒、食盐、葱、姜各适量。

【制法】卷心菜择洗干净，切成块；将香菇用温水泡发，去蒂洗净，切片；葱切成长 2~3 厘米的段，姜切末。起油锅，倒入卷心菜略炒，盛出。另起油锅烧热，下入葱段、姜末煸出香味，放入卷心菜、香菇和少许泡香菇的水，加食盐、料酒煸炒均匀，即可。

【用法】佐餐食用。

【功效】清热解毒，养肝明目，抗肿瘤。适用于脂肪肝，传染性肝炎乙型肝炎大三阳等患者。

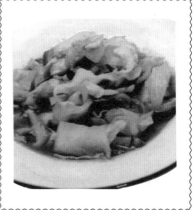

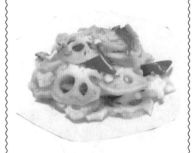

玉竹炒藕片

【原料】嫩莲藕200克，胡萝卜50克，玉竹20克。食盐、白糖、鲜汤、水淀粉、食用植物油各适量。

【制法】莲藕刮去表皮，洗净，切成薄片，用清水冲洗一下，沥水待用。胡萝卜洗净，切成菱形片。玉竹冲洗干净，切成段。锅上火倒入油烧热，投入藕片、胡萝卜片、玉竹炒制，加入适量鲜汤烧沸，加入食盐、白糖、调味，用水淀粉勾芡，起锅装盘即成。

【用法】佐餐食用。

【功效】养阴润燥，生津止渴。适用于糖尿病性脂肪肝，肺热阴虚，干咳气短，痰少而稠，便秘患者。

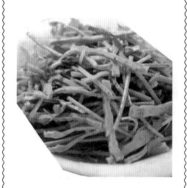

香菜笋干

【原料】笋干200克，香菜50克。葱、食用植物油、食盐、酱油、醋各适量。

【制法】将笋干用温开水浸泡约2小时至软，再用水漂洗干净，沥干水分，切成细丝；香菜洗净切成小段；葱洗净，切成丝。将锅置火上，放入水、食用植物油和食盐煮沸，加入笋干丝煮3分钟，捞出控净水分，放碗里，加上食盐、酱油和醋调匀。将净锅复置火上，放食用植物油烧热，放入葱丝炒出香味，出锅淋在调好味的笋干上面，再放入香菜段，食用时拌匀即可。

【用法】佐餐食用。

【功效】开胃消食，化瘀降脂，消积减肥。适用于脂肪肝患者。

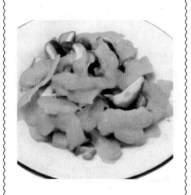

香菇苦瓜

【原料】苦瓜300克，香菇10克。植物油、食盐、白糖、料酒各适量。

【制法】苦瓜剖开，挖去瓤和子，洗净切片；香菇洗净，放水中泡发，捞出挤去水，去柄，切丝。起油锅，放入香菇丝煸炒片刻，放入苦瓜煸炒透。加食盐、料酒、白糖和泡香菇的水少许焖烧片刻；收汁后，炒匀即可。

【用法】佐餐食用。

【功效】清热益肝，防癌抗癌，提高机体免疫力。适用于脂肪肝，传染性肝炎，神经炎等患者。

苦瓜玉米汤

【原料】苦瓜 300 克，玉米 100 克，排骨 250 克。食盐各适量。

【制法】苦瓜剖开，挖去瓤和子，洗净切块；玉米洗净切段；排骨斩件，入沸水中余去血水。锅中加入适量清水，放入排骨、玉米、苦瓜大火煮沸。转小火慢煮 15 分钟，加入食盐调味即可。

【用法】佐餐食用。

【功效】补中益气，调中开胃，益肺宁心。适用于脂肪肝患者。

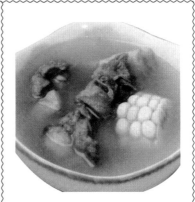

蜂蜜胡萝卜

【原料】胡萝卜 500 克。蜂蜜、香油各适量。

【制法】将胡萝卜洗净去皮，切成片。在锅中加入适量清水，大火煮沸，放入胡萝卜片煮 15 分钟至黏稠，捞起沥干水，晾凉。加入蜂蜜、香油拌匀即可。

【用法】佐餐食用。

【功效】促使肝细胞的修复和再生。适用于脂肪肝患者。

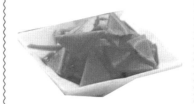

玉竹豆腐煲

【原料】老豆腐 2 块，玉竹 30 克，猪瘦肉 100 克。葱花、姜丝、蒜片、食盐、白糖、料酒、鲜汤、食用植物油各适量。

【制法】玉竹放入砂钵中，添加适量水大火烧开，用小火煎约 30 分钟，取浓汁约 100 毫升。猪瘦肉冲洗干净，切成丝。豆腐冲洗干净，切成小块，焯水待用。锅上火倒入油烧热，投入葱花、姜丝、蒜片煸香，放入猪肉丝炒散，烹入料酒，下豆腐块，沿锅边溜入玉竹药汁，添加适量鲜汤、食盐、白糖烧开后，倒入砂锅中继续烧沸，小火炖约 15 分钟，加入调味即成。

【用法】佐餐食用。

【功效】清热解毒、降脂降压。适用于肥胖症性脂肪肝患者。

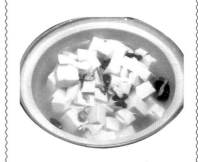

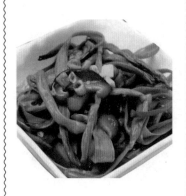

香菇炒黄花菜

【原料】鲜香菇250克，黄花菜30克。植物油、葱花、姜末、食盐、料酒、胡椒粉各适量。

【制法】黄花菜用水浸泡30分钟，发软后沥去水。香菇洗净沥水。炒锅置火上，加入植物油烧热，下姜末煸香，放入黄花菜、香菇炒熟，烹入料酒，调入食盐、胡椒粉，拌炒均匀，撒上葱花即成。

【用法】佐餐食用。

【功效】平肝利尿，降脂，降压。适用于脂肪肝，慢性肝炎，高血压，高脂血症，冠心病，肥胖等患者。

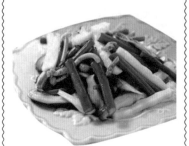

笋焖蕨菜

【原料】蕨菜200克，鲜笋30克。香菇、虾米、酱油、葱、食用植物油、姜、食盐各适量。

【制法】将蕨菜洗净，切段，入沸水锅中稍余，捞出过凉，沥水；香菇、虾米用开水泡软，香菇切小块；泡香菇和虾米的水沉淀后去杂质待用。将姜洗净，切丝；葱洗净，切丝；鲜笋去外壳，洗净，切丝，入沸水锅中稍余，捞出，沥水。锅中倒入食用植物油烧热，放入葱丝、姜丝煸出香味，放入蕨菜，炒至七成熟时放入香菇、笋丝、虾米，加酱油、食盐调味，加入香菇虾米水，焖片刻即可。

【用法】佐餐食用。

【功效】促进胃肠蠕动，下气通便，扩张血管，降低血压。适用于脂肪肝患者。

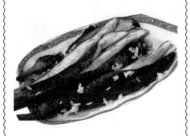

蒸茄子

【原料】嫩茄子500克。蒜泥、食盐、芝麻油各适量。

【制法】茄子去蒂，顺长切4等份长条放入盘中，上蒸锅蒸熟，或在煮饭待米汤快干时直接将茄子放在米饭上蒸熟后装盘。将蒜泥、食盐、芝麻油加入蒸熟的茄子中，用筷子拌匀。

【用法】佐餐食用。

【功效】清暑热，解痈毒，活血止痛。适用于轻度脂肪肝，高血压，冠心病，肝炎，糖尿病等患者。

香菇烧豆腐

【原料】鲜香菇75克，豆腐300克。植物油、食盐、蚝油、香油、淀粉各适量。

【制法】老豆腐切成小块，用沸水浸泡；鲜香菇洗净，切成丝；淀粉加水调成湿淀粉。起油锅，放入豆腐块，再加香菇丝，加少量水煮沸。加食盐、蚝油调味，用湿淀粉勾芡，淋香油即可。

【用法】佐餐食用。

【功效】补中益气，平肝利尿，提高免疫力。适用于脂肪肝，急、慢性肝炎等患者。

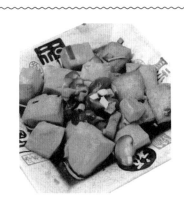

茭白炒蚕豆

【原料】茭白400克，蚕豆100克。红辣椒、葱、食盐、胡椒粉、排骨酱、姜、水淀粉、食用植物油各适量。

【制法】将茭白洗净切片，用开水烫一下，捞出沥干；将葱、姜切末；红辣椒切片。锅上火放食用植物油，四成热时放入葱花、姜末。炒出香味后倒入蚕豆、红辣椒片、茭白煸炒，再加入排骨酱、食盐、胡椒粉，适量水，最后用水淀粉勾薄芡，炒匀即可。

【用法】佐餐食用。

【功效】调节大脑和神经组织的重要成分钙、锌、锰、磷脂等，增强大脑记忆力。适用于脂肪肝患者。

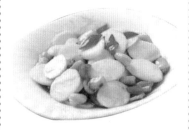

芦笋豆干丝

【原料】豆腐干150克，芦笋100克，鲜白灵菇50克。红椒丝少许、姜丝、食盐、草鸡汤、食用植物油各适量。

【制法】豆腐干洗净，切成细条。芦笋洗净，切成丝用开水烫一下，沥干水分。白灵菇冲洗干净，用手撕成丝。锅上火倒入油至5成热，投入白灵菇煸炒，下芦笋炒制片刻，放入干丝、姜丝，添加适量鸡汤，加入食盐大火烧沸，转小火煮约10分钟，用调味，起锅装盘，用红椒丝点缀。

【用法】佐餐食用。

【功效】降脂，降糖。适用于脂肪肝，肝硬化，肝炎，心脏病，高血糖等患者。

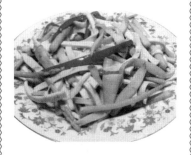

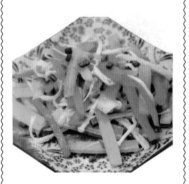

炒金针菇

【原料】金针菇200克，黄瓜35克，胡萝卜35克，食盐、料酒、香油、姜片、食用植物油各适量。

【制法】将金针菇去根洗净切段；黄瓜洗净切丝；胡萝卜去皮切丝。将金针菇和胡萝卜一起入沸水中余一下，捞出沥净水分。起油锅，下姜片爆香，烹料酒，加食盐，放入金针菇、黄瓜丝、胡萝卜丝，炒拌均匀，淋入香油，出锅装盘即可。

【用法】佐餐食用。

【功效】补肝，益肠胃，利尿消肿。适用于脂肪肝，肝炎，慢性胃炎等患者。

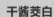

干酱茭白

【原料】茭白500克，青菜100克。清汤、酱油、料酒、甜面酱、糖、食盐、香油、食用植物油各适量。

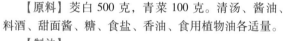

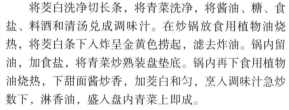

【制法】将茭白洗净切长条，将青菜洗净，将酱油、糖、食盐、料酒和清汤兑成调味汁。在炒锅放食用植物油烧热，将茭白条下入炸呈金黄色捞起，滤去炸油。锅内留油，加食盐，将青菜炒熟装盘垫底。锅内再下食用植物油烧热，下甜面酱炒香，加茭白和匀，烹入调味汁急炒数下，淋香油，盛入盘内青菜上即成。

【用法】佐餐食用。

【功效】抵抗辐射和紫外线，对辐射和紫外线引起的组织损伤有恢复作用。适用于脂肪肝患者。

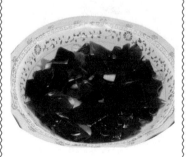

百合海带汤

【原料】海带150克，百合50克。虾米少量，葱段、姜片、食盐、食用植物油各适量。

【制法】将海带用水泡发洗净，切成条状。百合去根，剥成瓣，洗净待用。锅上火倒入油烧热，投入葱段、姜片煸香，倒入海带、百合略炒，加入适量清水烧开，加入虾米，用小火煮约15分钟，再加入食盐、调味即成。

【用法】佐餐食用。

【功效】疏肝解郁。适用于脂肪肝患者。

黄瓜炒肉片

【原料】黄瓜 250 克，瘦肉 50 克。植物油、精盐、葱花、姜片各适量。

【制法】黄瓜洗净，斜刀切片；瘦肉洗净，切成薄片。炒锅置火上，加入植物油烧热，下肉片滑炒变色。放入葱花、姜片炒香，加入黄瓜炒熟，调入精盐，炒匀装盘即可。

【用法】佐餐食用。

【功效】清热解毒，利湿退黄。适用于脂肪肝患者。

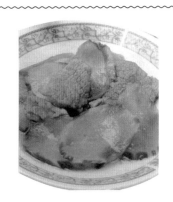

灰菜海带汤

【原料】灰菜 100 克，水发海带 50 克。葱花、姜丝、食盐、食用植物油各适量。

【制法】将海带用水冲洗干净，切成条。灰菜摘洗干净，切成段。锅上火倒入油烧热，投入葱花、姜丝煸香，倒入海带、灰菜略炒，添加适量清水烧开，用小火煮约 15 分钟，再加入食盐、调味即成。

【用法】佐餐食用。

【功效】降压，降脂，降糖，补碘。适用于脂肪肝，高血压，高脂血症，糖尿病，肥胖症等病症的患者。

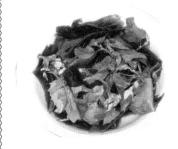

薏仁海带冬瓜汤

【原料】水发海带 100 克，冬瓜 200 克，薏苡仁 30 克。葱段、姜片、食盐、白糖、料酒、食用植物油各适量。

【制法】海带用清水洗净泥沙，切成条。冬瓜去皮洗净，切成片。薏苡仁冲洗干净，用水泡发。锅上火倒入油烧热，投入葱段、姜片煸香，倒入海带略炒，烹入料酒，加入冬瓜、薏苡仁和适量清水烧开，用小火煮约 15 分钟，加入食盐、白糖、调味即成。

【用法】佐餐食用。

【功效】益气调肝，健脾去脂。适用于脂肪肝患者。

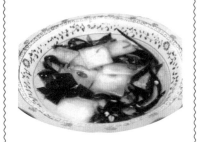

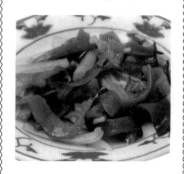

黑木耳炒芹菜

【原料】黑木耳（水发）30克，芹菜200克，杜仲10克。姜、大葱、大蒜、食盐、植物油各适量。

【制法】将杜仲烘干研成细粉；黑木耳用清水发透，去蒂根，切小片；芹菜洗净后切成段；姜切片，葱切片，大蒜去皮切片。起油锅烧至六成热时，放入姜片、葱片、蒜片爆香。放入芹菜、黑木耳、食盐、杜仲粉，炒至芹菜断生即成。

【用法】佐餐食用。

【功效】润肝燥，补肝，补血活血。适用于脂肪肝患者。

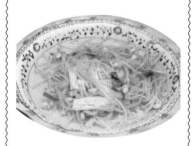

金针菇豆芽汤

【原料】黄豆芽100克，金针菇50克。葱花、姜丝、食盐、香油各适量。

【制法】将黄豆芽、金针菇分别摘洗干净，沥水待用。砂锅上火添加适量开水，放入豆芽、金针菇、姜丝和食盐烧沸，小火煮约15分钟，见汤呈白色时再加入调味，撒上葱花，出锅装碗，淋入香油即成。

【用法】佐餐食用。

【功效】降脂，健胃。适用于脂肪肝，高脂血症，动脉硬化，慢性胃炎等病症的患者。

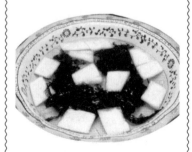

紫菜冬瓜汤

【原料】冬瓜200克，紫菜15克，虾皮10克。葱段、姜片、食盐、料酒、食用植物油各适量。

【制法】将冬瓜去皮洗净，切成片。紫菜、虾皮用水浸泡后洗净，待用。锅上火倒入油烧热，投入葱段、姜片煸香，投入冬瓜略炒，烹入料酒，添加适量清水烧开，加入紫菜、虾皮用小火煮约15分钟，加入食盐、调味即成。

【用法】佐餐食用。

【功效】降糖降脂，利尿消肿，补钙补碘，保肝，防癌，抗血栓。适用于脂肪肝，高脂血症，糖尿病，肥胖，缺碘，缺钙，糖尿病性肾病，脑栓塞，冠心病等病症的患者。

冬瓜拌木耳

【原料】黑木耳 30 克，冬瓜 500 克。白糖、香油各适量。

【制法】将黑木耳用温水泡发，入沸水中氽烫，捞出沥水。冬瓜去皮洗净切块，入沸水中氽熟。将冬瓜、黑木耳放入大碗内，调入白糖、香油拌匀，装盘即成。

【用法】佐餐食用。

【功效】清热解暑，利尿祛湿。适用于脂肪肝，肝硬化腹水，纳差，脘闷，水肿，倦怠等患者。

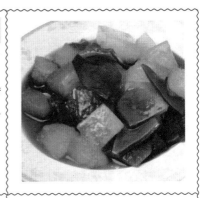

萝卜海带汤

【原料】萝卜 200 克，海带 100 克。葱段、姜片、食盐、料酒、食用植物油各适量。

【制法】将海带用清水泡透，洗净泥沙，切成菱形片或条状。萝卜洗净，切成片或较粗的条。锅上火倒入油烧热，投入葱段、姜片煸香，倒入海带略炒，烹入料酒，添加适量水烧沸，再下萝卜条，用小火煮至熟透，加入食盐调味即成。

【用法】佐餐食用。

【功效】健脾化痰，除浊解腻，降压降脂。适用于脂肪肝，脾虚湿困，痰浊中焦的头重头晕，胸膈满闷，饮食不化，湿痰内聚的身体肥胖，高血压，高血脂等患者。

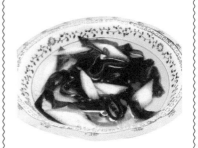

番茄鸡蛋汤

【原料】西红柿 200 克，鸡蛋 2 只。葱花、食盐、料酒、香油各适量。

【制法】西红柿去蒂，洗净，切成片。鸡蛋磕入碗中，加入料酒搅匀待用。锅上火添加适量开水烧沸，下西红柿片略煮，再均匀淋入鸡蛋液，待蛋花浮起，加入食盐调味后，装入汤碗，淋入香油，撒上葱花即成。

【用法】佐餐食用。

【功效】补养身体，补充维生素 B_1、维生素 B_2、维生素 C、维生素 E、维生素 K。适用于脂肪肝，食欲不振，孕妇，高血压，糖尿病，肝炎，癌症，眼底或牙龈出血等患者。

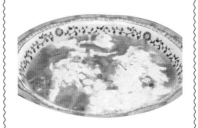

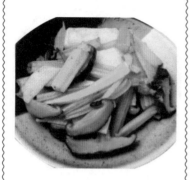

香菇炒山药

【原料】鲜山药 300 克，香菇 15 克，芹菜 100 克。植物油、湿淀粉、酱油、食盐各适量。

【制法】将香菇洗净，用沸水泡约 10 分钟至变软，洗净切片，泡香菇的水留下备用；山药去皮洗净切小片，芹菜洗净切成相同大小的段。起油锅，依序加入香菇、山药、芹菜炒熟，接着倒入泡香菇的水煮沸。待汤汁略收干后，加入湿淀粉勾芡，加酱油和食盐调味即可。

【用法】佐餐食用。

【功效】健脾益气，滋肺养胃，补肾固精。适用于脂肪肝患者。

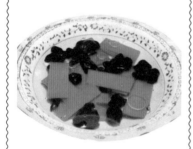

南瓜薏苡仁汤

【原料】南瓜 250 克，薏苡仁 30 克，山药 50 克。食盐、食用植物油各适量。

【制法】将南瓜去皮及瓤，洗净后切成小块。薏苡仁冲洗干净，用水浸泡待用。山药去皮，洗净后切成片。锅上火添加适量水，放入薏苡仁大火烧开，转小火煨至薏苡仁将要开花时，放入南瓜煮熟，再加入山药，煮至山药熟时，加入食盐、食用植物油调味即成。

【用法】佐餐食用。

【功效】减肥消脂，降低尿酸。适用于脂肪肝，痛风，高脂血症，肥胖症等患者。

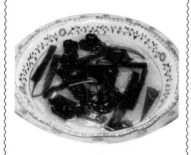

无花果海带冬瓜汤

【原料】水发海带 100 克，冬瓜 200 克，无花果 5个。葱段、姜片、食盐、料酒、食用植物油各适量。

【制法】将海带用清水洗净泥沙，切成条。冬瓜去皮洗净，切成片。无花果冲洗干净，切成小块；若是干品则用水浸泡。锅上火倒入油烧热，投入葱段、姜片煸香，倒入海带、冬瓜略炒，烹入料酒，加入适量清水烧开，再放入无花果，用小火煮约 15 分钟，加入食盐调味即成。

【用法】佐餐食用。

【功效】降压祛脂，利尿抗癌。适用于脂肪肝，高脂血症，高血压，肥胖，动脉硬化，冠心病，肿瘤等病症的患者。

山药豆腐汤

【原料】山药 100 克，豆腐（北）200 克。花生油、香油、酱油、食盐、蒜、香菜各适量。

【制法】山药去皮，洗净，切成小丁块；豆腐切成小丁块，放入沸水锅内烫煮一下，捞出用冷水过凉，沥干水分；蒜拍碎剁蓉，香菜洗净切小段。起油锅烧热，下入蒜蓉爆香，倒入山药丁翻炒，加入适量清水煮沸。倒入豆腐丁，加入酱油、食盐煮沸，撒香菜，淋香油即成。

【用法】佐餐食用。

【功效】补虚养身，补肾益精，养肝护肝。适用于脂肪肝患者。

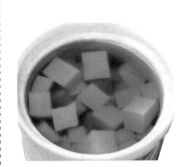

山药蚕豆豆腐汤

【原料】豆腐 150 克，鲜蚕豆瓣 100 克，山药 50 克。葱花、姜丝、食盐、鲜汤、食用植物油各适量。

【制法】豆腐冲洗干净后切成大小适当薄片。蚕豆瓣冲洗干净，沥水待用。山药去皮，洗净后切成片。砂锅中添加适量鲜汤和清水大火烧沸，投入蚕豆瓣、山药、姜丝继续烧沸，转小火煮约 10 分钟，再下豆腐煮沸约 10 分钟，加入食盐调味，起锅装汤碗，撒下葱花即成。

【用法】佐餐食用。

【功效】健脾补肺，固肾益精，利湿，消积利水。适用于脂肪肝，肝经湿热等症状的肝病患者。

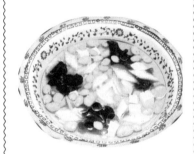

鲜笋香菇豆腐

【原料】豆腐 400 克，干香菇 25 克，黑木耳 25 克，鲜笋 100 克。食盐、植物油、香油、胡椒粉、湿淀粉、葱花各适量。

【制法】鲜笋去皮洗净切丝；豆腐切片。将干香菇、黑木耳泡发洗净，均切丝。锅中加入植物油烧热，下入香菇丝、笋丝略炒，加入豆腐、黑木耳，倒入适量水煮沸，加胡椒粉、食盐调味，用湿淀粉勾芡，撒葱花，淋入香油，起锅即可。

【用法】佐餐食用。

【功效】清热保肝，降脂，降压。适用于脂肪肝，高脂血症，原发性高血压等患者。

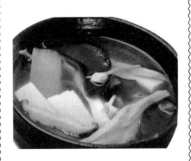

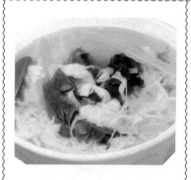

鸡蛋菠菜汤

【原料】菠菜 75 克，鸡蛋 150 克。清汤、食盐、葱各适量。

【制法】将菠菜洗净切段，鸡蛋打散，葱切花。起油锅，加适量清汤煮沸，放入菠菜煮熟。慢慢倒入蛋液滚熟，放入葱花和食盐调味即可。

【用法】佐餐食用。

【功效】止渴润肠，滋阴平肝，助消化。适用于脂肪肝患者。

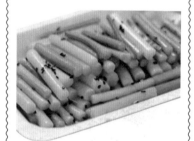

芝麻蒜薹

【原料】蒜薹 300 克，芝麻 30 克。食盐、香油、辣椒油各适量。

【制法】将蒜薹择净，洗净，切成 8 厘米长的段备用。净锅置火上烧热，放入芝麻炒出香味，取出放在碗里，加上食盐调匀。锅置火上，放清水和食盐煮沸，倒入蒜薹余至断生，捞出放冷水中过凉，沥干水分。把蒜薹放在大碗里，加上调好的芝麻拌均匀，码在盘内，再淋上香油和辣椒油即可。

【用法】佐餐食用。

【功效】降血脂，预防冠心病和动脉硬化，防止血栓的形成，保护肝脏。适用于脂肪肝患者。

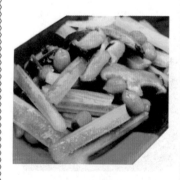

花生芹菜

【原料】花生米（生）100 克，芹菜 300 克，香菇 30 克。酱油、食盐、白糖、醋、豆瓣酱、花椒粉、菜籽油各适量。

【制法】将花生米洗净；香菇洗净切片。芹菜择洗干净，切成段，放入沸水中搅一下捞出，入凉开水过凉，沥干水分。置锅于火上，放菜籽油加热，放入香菇、芹菜翻炒，再放入花生米和酱油、食盐、白糖、醋、豆瓣酱、花椒粉，加适量清水煮熟，收汁即可。

【用法】佐餐食用。

【功效】平肝降压，养血补虚，利尿消肿。适用于脂肪肝，因肝炎引起的体虚等患者。

第二节　肉食类和水产品类

肉食类和水产品类是肝病患者日常补充优质蛋白质的主要动物性食物。由于它们吃起来味道鲜美，内含的氨基酸含量与比例和人体必需的氨基酸构成很接近，较易被消化、吸收和利用。另外它们还含维生素、无机盐和微量元素，可视为保肝的重要食品。

韭菜炒虾仁

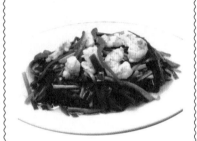

【原料】虾仁 200 克，韭菜 100 克，枸杞 30 克。姜汁、料酒、食盐、白糖、淀粉、食用植物油各适量。

【制法】虾仁洗净，沥水，加入姜汁、料酒、食盐拌匀片刻，再加淀粉上浆待用。韭菜摘洗干净，切成段。枸杞冲洗干净，用水泡软。锅上火倒入油烧热，投入浆好的虾仁划油至熟，倒入漏勺沥油。锅中留少许底油，下韭菜、食盐、白糖大火爆炒，倒入虾仁炒匀，加入调味，出锅装盘即成。

【用法】佐餐食用。

【功效】补益肝肾，滋养气血，降血糖。适用于脂肪肝，肾阴亏虚、阴阳两虚的糖尿病患者。

玉竹枸杞老鸭汤

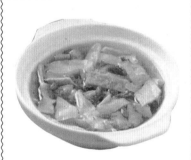

【原料】鸭腿肉 200 克，玉竹 30 克，枸杞 10 克，黄芪 5 克，食盐适量。

【制法】鸭腿肉洗净，切块，用清水泡 30 分钟，捞出沥水；玉竹、枸杞、黄芪洗净。往砂锅内放适量清水煮沸，放入鸭腿肉汆去血渍，倒出，用温水洗净。砂锅内放入鸭腿肉、玉竹、枸杞、黄芪，用中火煲沸，换小火炖 1 小时，熄火放食盐调味即可。

【用法】佐餐食用。

【功效】降脂清心。适用于脂肪肝，心肌梗死等心脏疾病患者。

白灼鲜鲈鱼

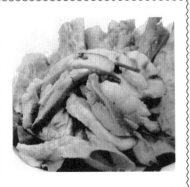

【原料】活鲜鲈鱼 500 克。干红辣椒 25 克，生菜、食盐、料酒、生抽、花椒、姜末、蒜末、植物油各适量。

【制法】生菜入沸水中烫熟，捞出沥水，摆在盘中；将水、食盐、料酒、生抽、蒜末调成味汁。鲈鱼宰杀，去内脏洗净，取肉，切成鱼片，入沸水中，加盐、姜末、料酒汆至断生，捞出，码放在生菜上面。炒锅上火，加入植物油烧热，下入干红辣椒、花椒炸出香味，倒入装有鱼片的鱼盘中，再浇入调好的味汁。

【用法】佐餐食用。

【功效】补肝肾，益脾胃，预防感冒。适用于脂肪肝患者。

菠菜炒猪肝

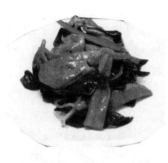

【原料】小裸菠菜200克，猪肝100克。葱、姜汁、食盐、料酒、淀粉、食用植物油各适量。

【制法】猪肝切片，加少许葱、姜汁、食盐、料酒、淀粉拌匀待用。菠菜摘洗干净，切成段（如菠菜小可以不切）。锅上火倒入油烧热，下猪肝划油至猪肝变色断生，捞出沥油。锅中留少许底油，下菠菜、食盐大火煸炒至断生，再倒入猪肝炒匀，加入调味，出锅装盘即成。

【用法】佐餐食用。

【功效】补肝，养血，明目。适用于脂肪肝，肝病，夜盲症，便秘，痔疮出血等患者。

龙脂猪血

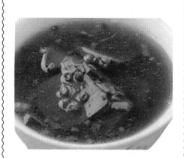

【原料】鲜猪血500克，排冬菜25克，榨菜25克。白胡椒粉、酱油、葱花、食盐、食用植物油、香油各适量。

【制法】取方形平底木盘一个，放入温水1500毫升，加食盐25克，将生猪血放入盘内搅匀，待凝固后划成片，放入沸水锅中煮2分钟，待猪血熟后捞出，放入盆内，用清水浸泡。锅内倒入熟猪血片煮沸。榨菜、排冬菜洗净，切成细末，加食盐、酱油、食用植物油（熟）分别放入10只碗内，将猪血片连汤舀入碗中，淋上香油，撒葱花、白胡椒即可。

【用法】佐餐食用。

【功效】补血，降脂。适用于脂肪肝患者。

爆炒鸡肝

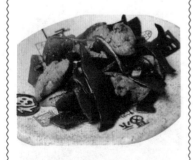

【原料】鸡肝300克，木耳（干）5克。大葱、大蒜、料酒、酱油、食盐、湿淀粉、醋、香油、植物油各适量。

【制法】葱切丝；蒜切末；将鸡肝剔去筋，洗净切片；木耳用水泡发，去蒂，洗净切丝。取一小碗，放入料酒、酱油、食盐、醋、水、湿淀粉、葱丝、蒜片，对成芡汁备用。起油锅，放入鸡肝、木耳，拨散滑透，迅速烹入小碗中的调味芡汁，颠炒均匀，淋香油，即可。

【用法】佐餐食用。

【功效】补脾开胃，滋阴润肺，益气清肠，安眠健胃，补脑，润燥。适用于脂肪肝患者。

鳖甲山药炖豆腐

【原料】鲜甲鱼壳1具（或干品30克），山药50克，豆腐250克，红枣3个，葱段、老姜片、蒜片、胡椒粉、食盐、白糖、料酒、食用植物油各适量。

【制法】甲鱼壳入沸水中焯烫，取出剁成小块。干品甲鱼壳宜研成粉末。山药去皮，切片。豆腐切片。油烧热，葱、姜、蒜煸香，下甲鱼壳略炒，烹入料酒，添加适量水烧开，转入砂锅中，放入红枣小火炖约15分钟，再放入豆腐、山药、食盐、糖，小火炖约20分钟，出锅装汤碗。加入胡椒粉调味即成。

【用法】佐餐食用。

【功效】滋肝肾之阴，清虚劳之热，平肝息风，软坚散结，健脾补肺，固肾益精。适用于脂肪肝，肝脾大，肝炎恢复期，肾炎等病症的患者。

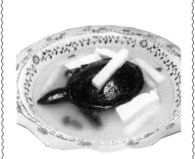

芝麻茄汁烩鸡脯

【原料】鸡脯肉400克，芝麻20克。番茄汁50毫升，香油、蒜、食用植物油、淀粉、料酒、食盐、糖各适量。

【制法】鸡脯肉切块，以食盐、糖、料酒、淀粉拌匀；蒜去皮切片。往锅内放食用植物油烧热，爆香蒜片，放入鸡脯肉翻炒。烹入料酒，放番茄汁、水，用中火煮至鸡脯肉熟，加食盐调味，用水淀粉勾薄茨，下芝麻和香油炒匀。

【用法】佐餐食用。

【功效】抑制胆固醇、脂肪的吸收，防癌，补脑。适用于脂肪肝，高血压，动脉硬化等心血管疾病的患者。

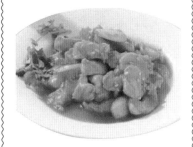

菠菜炒生鱼片

【原料】菠菜250克，草鱼250克。蒜、姜、葱、植物油、料酒、食盐各适量。

【制法】草鱼取鱼肉切片；菠菜去根切段；蒜、姜切末，葱切段。菠菜放入开水中余过，捞起滤水；生鱼片用少许食盐拌匀。起油锅，下蒜末、姜末、葱段爆香，下生鱼片，加少许料酒，略炒，再下菠菜炒匀，最后加食盐调味。

【用法】佐餐食用。

【功效】养肝降压，清热滑肠，暖胃和中。适用于脂肪肝患者。

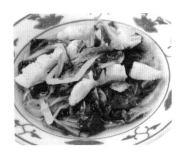

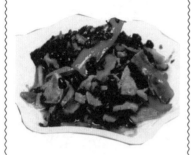

豆豉炒猪肝

【原料】新鲜猪肝 200 克，淡豆豉 30 克，葱、姜汁、食盐、白糖、料酒、醋、水淀粉、食用植物油、香油各适量。

【制法】猪肝洗净，切成薄片，加入葱、姜汁、食盐、白糖、料酒、水淀粉拌匀腌渍片刻。锅上火倒入油至 6 成热，下猪肝划油至猪肝变色断生，捞出沥油。锅中留少许底油烧热，投入豆豉略煸炒，倒入划好油的猪肝翻炒均匀，淋入醋、香油装盘即成。

【用法】佐餐食用。

【功效】护肝，养胃，降糖。适用于脂肪肝，糖尿病，慢性胃炎，肝病等患者。

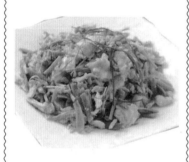

黄花菜炒鸡蛋

【原料】鸡蛋 4 个，黄花菜 150 克。食用植物油、食盐、醋、糖各适量。

【制法】将黄花菜泡发，摘根，切成小段；鸡蛋打散，加食盐搅匀。起锅倒入食用植物油烧热，放鸡蛋液摊熟，加黄花菜翻炒，加入食盐、醋、糖，翻炒均匀，出锅装盘即可。

【用法】佐餐食用。

【功效】健脑，抗衰老，增强和改善大脑功能，清除动脉内的沉积物。适用于脂肪肝患者。

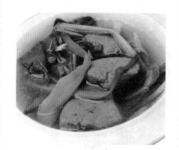

菠菜黄花猪肝汤

【原料】菠菜 120 克，猪肝 60 克，黄花菜 30 克。清汤、葱花、姜丝、食用植物油、食盐各适量。

【制法】将黄花菜用清水浸软，挤去水分，切段；菠菜去根，洗净切段。猪肝洗净，切薄片，用沸水焯去血水，然后用油、食盐、姜丝腌制好。起油锅，加适量清汤及黄花菜，旺火煮沸后，再煮 10 分钟，下菠菜、猪肝煮沸后加入葱花、食盐即可。

【用法】佐餐食用。

【功效】清热利湿，滑肠，补肝养血。适用于脂肪肝，急性肝炎，慢性肝炎等患者。

枸杞番茄炒牛肉

【原料】牛里脊肉 200 克。番茄酱 50 克，枸杞 15 克，青椒 1 只，葱段、姜丝、姜汁、料酒、食盐、淀粉、食用植物油各适量。

【制法】牛里脊肉去除筋膜，切丝，加入姜汁、料酒、食盐、调味，撒少许淀粉拌匀上浆。青椒切片。枸杞用水泡软。锅上火倒入油至 6 成热，放入牛肉丝，用筷子划开，待牛肉丝熟时，倒入漏勺沥油。锅中留少许底油，投入葱姜煸香，下青椒丝、番茄酱略炒，再倒入牛肉丝、枸杞，加入调味料炒匀。

【用法】佐餐食用。

【功效】滋肾润肺，补肝明目，清热生津，补益脾胃，解毒，降压。适用于轻度脂肪肝，高血压，慢性肝病等病症的患者。

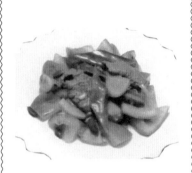

葡国鸡

【原料】鸡肉 300 克，胡萝卜 150 克，土豆、番茄各 100 克，洋葱 50 克。料酒、淀粉、姜黄粉、食盐、咖喱粉、食用植物油各适量。

【制法】土豆、洋葱、胡萝卜、番茄分别切小块；鸡肉剁小块，用料酒、淀粉、姜黄粉、食盐腌渍 20 分钟。锅内放入食用植物油烧热，放入洋葱炒香，放入番茄、胡萝卜煸炒，盛出后放入土豆煎一下。另起锅放食用植物油，放腌渍好的鸡肉，炒至外皮紧缩，下咖喱粉炒匀，倒入水煮沸。放入土豆、洋葱、番茄、胡萝卜，大火煮沸，改小火煮至鸡肉熟透即可。

【用法】佐餐食用。

【功效】消除体内的自由基，增强细胞的活力和代谢能力。适用于脂肪肝患者。

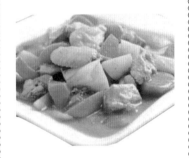

菠菜猪肝肉片汤

【原料】菠菜 400 克，猪肝 150 克，猪瘦肉 20 克。生姜、食用植物油、清汤、食盐各适量。

【制法】菠菜去根切段；猪肝和瘦肉切薄片；生姜切片。起油锅，锅内加适量清汤，猛火煲至滚，放入菠菜、生姜和瘦肉；待瘦肉煲熟，再放猪肝。待猪肝熟透，加食盐调味。

【用法】佐餐食用。

【功效】滋补身体，养肝补血，滑肠通便。适用于脂肪肝患者。

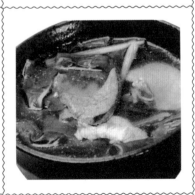

枸杞苦瓜炒肉片

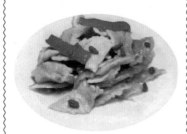

【原料】猪里脊肉100克，嫩苦瓜150克，枸杞30克。姜米、食盐、水淀粉、鲜汤、食用植物油各适量。

【制法】猪肉切成柳叶片，加入食盐、料酒拌腌片刻，再加入淀粉上浆待用。苦瓜顺长对半剖开，去瓤，切片，加入少许食盐拌腌片刻。枸杞用水泡软。锅上火倒入油至5成热，放入肉片划油至熟，倒入漏勺沥油。锅中留少许底油，投入姜米炸香，下苦瓜片、枸杞大火快炒，溜入少许鲜汤，加入食盐、调味，用水淀粉勾薄芡，倒入肉片炒匀即成。

【用法】佐餐食用。

【功效】清暑泻热，滋养肝肾，降糖降压，防癌抗癌。适用于脂肪肝，暑热，高血压，高血压合并糖尿病，高血脂，肿瘤等病症的患者。

老姜鸡汤

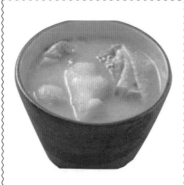

【原料】仔鸡肉300克，老姜250克，猪脊骨150克，食盐5克。

【制法】将仔鸡剖净，切块；猪瘦肉、猪脊骨洗净，切大块；老姜去皮、洗净。砂锅内加适量清水，放入猪瘦肉、仔鸡肉、猪脊骨氽去血渍，倒出，用温水洗净。将仔鸡肉、猪瘦肉、猪脊骨放入煲内，加老姜，加适量清水，密盖好，用小火炖2小时，调入食盐即可。

【用法】佐餐食用。

【功效】益气补血，降脂。适用于脂肪肝等患者。

炒兔丝

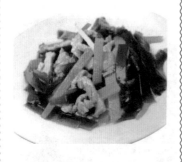

【原料】兔肉200克，胡萝卜50克，海带（水发）150克。湿淀粉13克，小葱、食盐、姜、料酒、胡椒粉、肉汤各适量。

【制法】兔肉切薄片，再顺纹切成细丝；胡萝卜、海带分别洗净切丝；姜洗净、切丝；小葱去根须，洗净，切段。起油锅，葱段、姜丝下锅煸炒片刻，放入胡萝卜、海带煸炒。将兔丝入锅，放料酒、食盐、肉汤少许，煸炒至熟，用湿淀粉勾芡，撒上胡椒粉即可。

【用法】佐餐食用。

【功效】消痰软坚，泄热利水，止咳平喘，养肝护肝。适用于脂肪肝患者。

枸杞山药鱿鱼

【原料】鲜鱿鱼 300 克，山药 50 克，枸杞 25 克。葱段、姜丝、食盐、白糖、料酒、醋、水淀粉、食用植物油各适量。

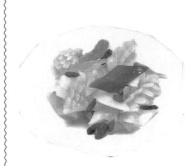

【制法】鱿鱼洗净，剖上"花刀"，再切成条，入沸水焯透成卷，捞出冲凉沥水。山药去皮洗净，切成片。枸杞冲洗干净。将食盐、白糖、淀粉放入碗中，兑成芡汁待用。锅上火倒入油烧热，投入葱、姜煸香，放入山药、鱿鱼卷炒制，烹入料酒、醋，再加入枸杞，浇入兑好的芡汁炒匀，出锅装盘即成。

【用法】佐餐食用。

【功效】滋肾润肺，补肝明目，健脾补肺，固肾益精。适用于脂肪肝，慢性肝病等患者。

黑木耳腐竹兔肉汤

【原料】兔肉 500 克，猪脊骨 1000 克，猪瘦肉 100 克，黑木耳 100 克，腐竹 100 克，姜 20 克，食盐 5 克。

【制法】先将黑木耳、腐竹洗净切好；兔肉斩件；猪脊骨、猪瘦肉斩件。往砂锅内放适量清水煮沸，放兔肉、猪脊骨、猪瘦肉汆去血渍，倒出，用温水洗净。砂锅内放入猪脊骨、猪瘦肉、兔肉、黑木耳、腐竹、姜，加入适量清水，煲 2 小时，调入食盐即可。

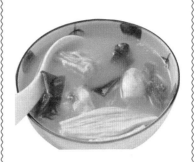

【用法】佐餐食用。

【功效】健脾补气，活血化痰，补中益气，凉血解毒，清热止渴，降低血脂。适用于脂肪肝患者。

炒羊肝

【原料】羊肝 250 克，木耳（水发）15 克，鸡蛋 65 克。鲜汤、淀粉、料酒、酱油、食盐、醋、葱、蒜各适量。

【制法】羊肝切薄片，放在用鸡蛋、淀粉打成的糊中拌匀；木耳撕小块；葱切葱花；蒜切片。起油锅，将羊肝放入，用勺搅开，炸至肝收缩变色，盛出。另起油锅，油热时下木耳，加蒜、酱油、料酒、食盐、醋，煸炒，加少许鲜汤煮沸收汁，投入羊肝，颠翻，撒葱花即可。

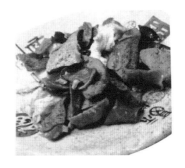

【用法】佐餐食用。

【功效】养肝，明目，补血，清虚热。适用于脂肪肝患者。

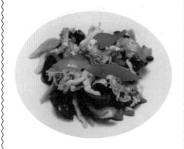

杞菊肉丝

【原料】猪里脊肉 200 克。白菊花 2 朵，枸杞 10 克，葱、姜汁、食盐、料酒、白糖、水淀粉、鲜汤、食用植物油各适量。

【制法】菊花摘瓣冲洗干净，放入淡食盐水中浸泡 15 分钟，捞出沥水。猪肉洗净，切成丝，加入少许葱姜汁、食盐、料酒、水淀粉拌匀。枸杞用水冲洗干净待用。锅上火倒入油烧热，放入肉丝划散、划透，捞出沥油。锅中留少许底油，倒入菊花、枸杞速炒，溜入少许鲜汤烧沸，加入食盐、白糖调味，勾芡后，倒入肉丝炒匀，出锅装盘即成。

【用法】佐餐食用。

【功效】滋阴补肾，养血润燥，平肝明目，降脂降压。适用于脂肪肝，肝热型高血压伴有眩晕、头痛、头昏，血虚眼花，目赤，视物模糊，高脂血症等病症的患者。

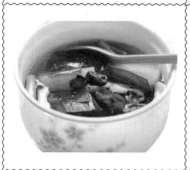

冬瓜海带淡菜汤

【原料】水发海带 200 克，冬瓜 400 克，淡菜 100 克，食用植物油、食盐各适量。

【制法】将海带洗净，切片；冬瓜去皮及籽，洗净切块；淡菜泡软。放冬瓜、海带煸炒 2 分钟，加水煮 30 分钟，再放淡菜煮 15 分钟，放食盐即可。

【用法】佐餐食用。

【功效】防癌。适用于脂肪肝患者。

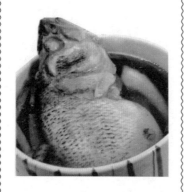

葱醋鱼

【原料】鲈鱼 700 克，葱白、姜、食盐、白糖、料酒、醋、酱油、鸡油各适量。

【制法】鲈鱼去肠杂洗净；葱白一半切段、另一半切成细丝，姜切片。炒锅置火上，加入清水、姜片、葱白段、鲈鱼用旺火烧沸，打尽浮沫；改用小火，加入食盐、料酒、酱油、白糖煮至鱼熟，最后加入醋、葱丝、鸡油煮沸即可出锅。

【用法】佐餐食用。

【功效】保肝开胃，解毒祛湿。适用于脂肪肝，饮酒过度，心烦发热，口干少津，食欲不振者等患者。

茄子塞肉

【原料】长茄子 400 克，猪绞肉适量。香菇末 50 克，鸡蛋 1 个，葱姜末、蒜泥、食盐、白糖、料酒、酱油、水淀粉、鲜汤、食用植物油各适量。

【制法】茄子去蒂，洗净，切去两端，切成约 5 厘米长的段，掏空中心。猪绞肉加入香菇、鸡蛋、葱姜末、蒜泥、料酒、食盐、水淀粉搅拌上劲，然后塞入茄子中待用。将茄子放入蒸锅蒸至断生。锅上火倒入油烧热，下茄子略煸炒，加入酱油、白糖、鲜汤和少许食盐，待茄子烧至熟烂，加入蒜泥、调味，起锅装盘即成。

【用法】佐餐食用。

【功效】降脂。适用于脂肪肝，肝硬化，慢性肝炎、慢性胃炎，高血压合并冠心病，动脉硬化等患者。

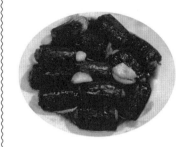

绿豆海带煲乳鸽

【原料】乳鸽 400 克，水发海带 200 克，绿豆 50 克，猪脊骨 100 克。姜 10 克，陈皮 5 克，食盐 5 克。

【制法】将猪脊骨斩件冷冻；乳鸽剖好，洗净斩件；姜去皮。往砂锅内放适量清水煮沸，放入猪脊骨、乳鸽余去血渍，倒出，用温水洗净。砂锅内放入猪脊骨、乳鸽、海带、绿豆、陈皮、姜，加入适量清水，煲 2 小时，调入食盐即可。

【用法】佐餐食用。

【功效】清热解毒，利尿，消暑除烦，止渴健胃，利水消肿。适用于脂肪肝，肾虚体弱，心神不宁等患者。

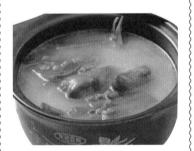

大蒜煮鲫鱼

【原料】鲫鱼 1 条。大蒜、姜、葱、酱油、香油各适量。

【制法】将姜切末，大蒜去皮拍扁，葱切段。将活鲜鲫鱼宰杀，去鳞、鳃及内脏，洗净。锅内放适量水和酱油，将鲫鱼、大蒜、姜放入，旺火煮熟，撒葱花，点上香油即可。

【用法】佐餐食用。

【功效】保肝健脾，化气行水。适用于脂肪肝患者。

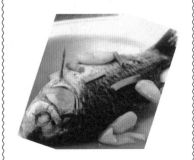

盐水虾

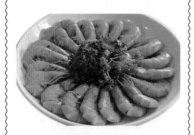

【原料】鲜活小河虾 300 克。葱结、姜片、花椒、食盐、料酒各适量。

【制法】将河虾齐眼处逐个剪去虾须（虾太小时也可以不剪虾须），洗尽泥沙。将姜片、葱结、花椒用洁净纱布包好。锅上火倒入适量清水烧开，放入包好的葱姜布包、虾、料酒，待烧开后去浮沫，捞出虾和布包，虾装入碗中。原汤加入食盐，继续烧开，然后倒入装虾的碗中，待稍凉后食用。

【用法】佐餐食用。

【功效】降脂。适用于高脂血症性脂肪肝，肾虚，阳痿，腰脚无力，产后缺乳，小儿麻疹或水痘，缺钙所致的腿抽筋患者。

牡蛎豆腐汤

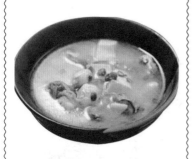

【原料】牡蛎肉、豆腐各 200 克。食盐、姜片、葱花、蒜片、水淀粉、食用植物油、虾油各适量。

【制法】将牡蛎肉洗净，切成两半；豆腐洗净切丁。锅置火上，放入食用植物油烧热，下蒜片、姜片煸香，倒入虾油，加水煮沸。加入豆腐丁、牡蛎肉、食盐煮沸，撒葱花，用水淀粉勾稀薄芡即可。

【用法】佐餐食用。

【功效】降低血脂，保护血管细胞，预防心血管疾病。适用于脂肪肝，更年期，病后调养，肥胖，皮肤粗糙等患者。

淡菜黄鱼

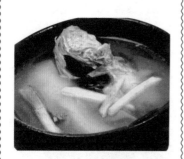

【原料】黄鱼 500 克，淡菜 50 克。豆油 75 克，酱油、黄酱、料酒、香油、醋、食盐、葱、姜、蒜各适量。

【制法】将淡菜用温水泡软；黄鱼去鳞及内脏，洗净；葱切成段，蒜、姜切末。起油锅，将鱼放入油中，炸至鱼身挺直，见黄色时捞出，盛入盘中。锅中留底油，加入淡菜、料酒、黄酱，再放入酱油、葱段、食盐、醋、姜煮沸，把鱼放入，盖上盖，转小火熬 10 分钟，再加入蒜末，滴入香油即可。

【用法】佐餐食用。

【功效】降血脂，益肝肾。适用于脂肪肝，急性黄疸型肝炎等患者。

枸杞瘦肉鸡蛋汤

【原料】猪里脊肉 250 克，枸杞 20 克，草鸡蛋 2 只。姜米、食盐、料酒、香油各适量。

【制法】猪里脊肉用水冲洗干净，切成薄片，加入料酒、淀粉、食盐拌匀。鸡蛋磕入碗中，加入料酒搅匀待用。枸杞加入适量清水浸泡待用。锅上火倒入油烧热，投入姜米炸香，添加适量开水烧沸，放入肉片再烧沸，淋入鸡蛋液，放入枸杞，待肉片煮熟，加入食盐、调味。淋入香油，起锅装汤碗即成。

【用法】佐餐食用。

【功效】补气养血，补益肝肾。适用于脂肪肝，食欲不振，疲乏无力，高血压，肝肾亏虚等病症的患者。

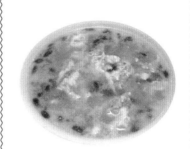

节瓜牡蛎汤

【原料】节瓜 500 克，牡蛎 50 克，猪瘦肉 300 克，猪脊骨 200 克。姜 10 克，食盐 5 克。

【制法】先将牡蛎浸水 2 小时，洗净，猪瘦肉切件，脊骨斩件，姜去皮，节瓜切件。砂锅内放适量清水煮沸，放入猪脊骨、猪瘦肉，汆去血渍，捞出备用。往砂锅内放入猪脊骨、节瓜、猪瘦肉、姜、牡蛎，加入适量清水，煮 2 小时，调入食盐即可。

【用法】佐餐食用。

【功效】平肝潜阳，镇惊安神，软坚散结，收敛固涩，清热，清暑，解毒，利尿，消肿。适用于脂肪肝，肾脏病，浮肿病，糖尿病等患者。

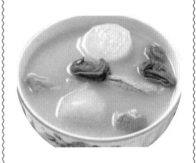

淡菜鲫鱼汤

【原料】活鲜鲫鱼 1 条。淡菜 100 克，料酒、葱、姜、鸡汤、酱油、食盐各适量。

【制法】将活鲜鲫鱼宰杀，去鳞、鳃及内脏，洗净；淡菜洗净，温水泡发；葱切段，姜切片。将酱油、食盐、料酒调汁，抹在鲫鱼身上，放入炖锅内。加鸡汤，放入葱段、姜片、淡菜旺火烧沸，转小火煮 30 分钟即可。

【用法】佐餐食用。

【功效】平肝潜阳，降压止痛。适用于脂肪肝，高血压肝阳上亢型等患者。

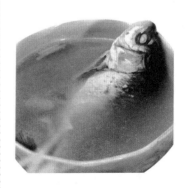

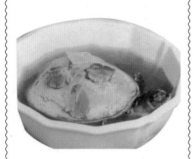

清炖甲鱼

【原料】活甲鱼 1 只（约 600 克）。红枣 3 个，葱段、老姜片、蒜片、胡椒粉、食盐、白糖、料酒、食用植物油各适量。

【制法】甲鱼入沸水焯烫，除甲壳，其余剁成大块。锅上火加油烧热，投入葱、姜、蒜略煸，放入甲鱼略炒，烹入料酒，加适量清水大火烧开，去浮沫，转入砂锅中，放红枣、食盐、糖，用小火炖约 2 小时，出锅，撒胡椒粉。或将甲鱼装入碗中，加入葱、姜、蒜、红枣等，上蒸锅蒸约 2 小时，取出淋入油，撒上胡椒粉。

【用法】佐餐食用。

【功效】滋肝肾之阴，清虚劳之热。适合于轻度脂肪肝，肝脾大，肝炎恢复期等患者。

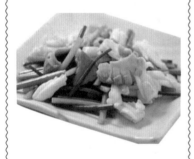

韭菜花炒鱿鱼

【原料】鲜鱿鱼 450 克，韭菜花 250 克，熟猪肚片 80 克，胡萝卜 1 个。蒜、姜、食用植物油、料酒、姜汁、食盐、淀粉、糖、香油、胡椒粉各适量。

【制法】姜、蒜去皮切片；胡萝卜切片；韭菜花切段；熟猪肚片浸软，切片划十字斜痕；鱿鱼去骨，外膜切片。将鱿鱼加料酒、姜汁、食盐、淀粉、糖、香油、胡椒粉，腌 10 分钟，放沸水烫至卷起，取出过冷水。往锅内放食用植物油烧热，下韭菜花，加食盐、水稍炒后铲起。锅内放食用植物油烧热，爆香姜片、蒜片、胡萝卜，加熟猪肚片、鱿鱼拌炒，再下韭菜花。

【用法】佐餐食用。

【功效】补虚损，健脾胃。适用于脂肪肝，气血虚损，身体瘦弱，小便颇多等患者。

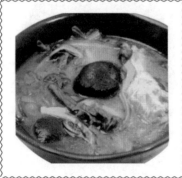

冬菇茼蒿鸡

【原料】茼蒿 100 克，冬菇 300 克，鸡腿肉 400 克。姜、蒜各 15 克，料酒、鲜汤、食盐、酱油、花椒各适量。

【制法】茼蒿切细，冬菇泡发沥干，鸡肉切块，姜、蒜切片。冬菇、鸡肉拌上食盐、酱油、花椒、料酒后腌制 10 分钟，入锅煮熟。起锅后，放入茼蒿，拌匀。

【用法】佐餐食用。

【功效】镇痛，益气安神，提高机体免疫力。适用于脂肪肝患者。

枸杞桃仁鸡丁

【原料】鸡脯肉 150 克，核桃仁 100 克，枸杞 20 克。鸡蛋清 1 个，葱姜汁、姜米、食盐、料酒、淀粉、鸡汤、食用植物油各适量。

【制法】鸡脯肉切成石榴米大小的鸡丁，加入葱姜汁等调味料拌匀，再用蛋清、淀粉上浆。核桃仁用开水泡后去皮，沥水。枸杞用水泡软。锅上火倒入油至 5 成热，投入鸡丁划油至熟，捞出沥油。再投入核桃仁略炸，倒入漏勺沥油。锅中留底油，投入姜米炸香，放入鸡丁、核桃仁、枸杞，溜入少许鸡汤炒均，再用水淀粉勾芡，起锅装盘即成。

【用法】佐餐食用。

【功效】滋补肝肾，补气补血，明目健身。适用于脂肪肝，糖尿病合并白内障等患者。

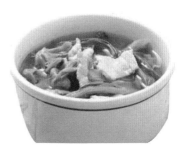

三鲜鱿鱼汤

【原料】干鱿鱼 150 克，猪里脊肉 50 克，菜心 100 克。葱、姜各 5 克，食用植物油、清汤、料酒、胡椒粉、食盐、碱水各适量。

【制法】将干鱿鱼用碱水泡发 3 小时，洗净后，切片；菜心洗净；猪里脊肉切片；葱洗净，切片；姜去皮，洗净，切片。将锅置大火上，加食用植物油烧热，放入葱、姜煸炒出香味，加汤、鱿鱼、肉片、料酒、食盐、烧沸，撇去浮沫，加菜心、胡椒粉，煮沸即可。

【用法】佐餐食用。

【功效】养阴退热，滋燥补血。适用于脂肪肝患者。

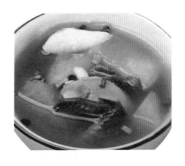

冬瓜煲鹌鹑

【原料】鹌鹑 400 克，冬瓜 200 克。花椒、葱、姜、食盐、料酒、醋各适量。

【制法】先将宰好的鹌鹑剁去爪尖、嘴尖，剁块，入沸水中余去血污；将冬瓜去皮洗净，切成小块。葱挽结，姜用刀面拍松。炖锅内加水适量，放入鹌鹑块置于火上，加花椒、葱结、姜块、料酒，用旺火烧沸后转小火保持炖锅微沸，煲至五成熟时加入冬瓜块、醋，同煮至熟烂，拣去葱、姜、花椒，加入食盐调味即可。

【用法】佐餐食用。

【功效】强筋健骨，益精明目。适用于脂肪肝，肝硬化腹水等患者。

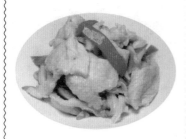

平菇肉片

【原料】鲜平菇 250 克，猪肉 150 克。青、红椒各 1 个，鸡蛋清 1 只，葱、姜汁、食盐、白糖、料酒、鲜汤、水淀粉、食用植物油各适量。

【制法】平菇撕条，猪里脊肉切片，用刀背将肉片略捶后，放大碗中加葱、姜汁和食盐、料酒、白糖拌匀腌渍入味，再以蛋清、水淀粉拌匀上浆。青、红椒切菱形片。锅上火倒入油至 6 成热，下肉片划油至熟，倒入漏勺沥油。锅中留底油，下平菇和青、红椒片煸炒至断生，加食盐、糖、鲜汤炒至入味，用水淀粉勾薄芡，倒入肉片炒匀即成。

【用法】佐餐食用。

【功效】降脂，降压。适用于脂肪肝，肝炎，慢性胃炎，高血压，高胆固醇等患者。

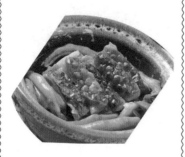

鸭掌海参煲

【原料】鸭掌 400 克，水发海参 200 克。姜片、葱段、蒜末、食盐、糖、料酒、蚝油、食用植物油各适量。

【制法】海参浸发好；鸭掌用清水泡。锅内放油烧热，放姜片、葱段爆香，烹料酒，加清水，放海参煮 20 分钟，切件。砂锅内放油烧热，放姜片、蒜末爆香，加清水，下海参、鸭掌、蚝油、食盐、糖等煮至熟即可。

【用法】佐餐食用。

【功效】温中益气，填精补髓，活血调经。适用于脂肪肝患者。

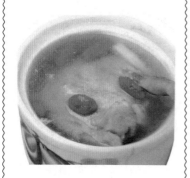

枸杞乳鸽汤

【原料】鸽子 500 克，枸杞 30 克。鸡汤、食盐、葱段、姜片、胡椒粉各适量。

【制法】将乳鸽清理干净，入开水中余去血水，捞出。枸杞用温水洗净。乳鸽、葱段、姜片、鸡汤和枸杞放炖碗中，隔水蒸 1.5 小时左右，取出拣去葱、姜，加入食盐、胡椒粉调味即可。

【用法】佐餐食用。

【功效】滋补肝肾，暖腰膝，补气虚。适用于脂肪肝，体虚，气短乏力，目昏眩晕，腰膝酸软等患者。

赤豆焖鲤鱼

【原料】活鲤鱼 1 条（约 400 克），赤小豆约 150 克。葱段、姜片、陈皮、食盐、料酒、醋、胡椒粉、食用植物油各适量。

【制法】赤小豆用水浸泡，放入锅中加清水煮熟待用。鲤鱼切成段或不切。锅上火倒入油烧热，放入鱼块小火煎至两面上色时，烹入料酒，添加适量清水，加入葱姜、陈皮、食盐烧沸，淋几滴醋，再放入赤小豆，用小火煮约 15 分钟，加入调味，出锅装汤碗，撒入胡椒粉即成。

【用法】佐餐食用。

【功效】益气除瘀，健脾利湿。适用于各种类型脂肪肝及高脂血症患者。

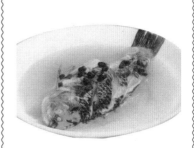

百合枸杞甲鱼汤

【原料】甲鱼 1 只，鸡肉 100 克。百合 15 克，枸杞 10 克，姜片、食盐、料酒各适量。

【制法】将百合、枸杞洗净，用清水浸泡；鸡肉洗净，切成块。甲鱼洗净，除去内脏、切块，用热水烫洗。将甲鱼、鸡肉放入炖盅，加枸杞、姜片、食盐、料酒，加适量清水，炖至甲鱼烂熟即可。

【用法】佐餐食用。

【功效】补中益气，养肝益肾、清热养阴、平肝息风，预防和抑制肝癌。适用于脂肪肝，肝硬化，肝脾大等患者。

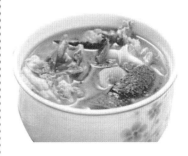

豆豉青鱼

【原料】青鱼 900 克。黄酒 5 克，豆豉 50 克，食盐、葱段、姜片、白糖、干辣椒、醋、香油、鸡汤、花生油各适量。

【制法】片取青鱼净鱼肉剁成鱼块，放钵内；加食盐、黄酒、葱段、姜片一起拌匀腌制。干豆豉放入温水，泡约半小时，放干辣椒粒，入笼以旺火蒸 1 小时取出。起油锅，将鱼块炸至金黄色捞出沥油；将葱、姜入锅中稍煸，投入鱼块，加鸡汤、白糖、食盐和蒸好的辣椒豆豉汁一起烧；烧沸后，改用小火烧至鱼块软糯，汁浓时，加入醋，淋上香油，起锅装盘即可。

【用法】佐餐食用。

【功效】健脾养胃，化湿祛风，养肝益肾。适用于脂肪肝，肝炎等患者。

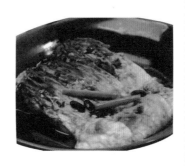

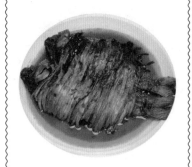

香葱烧鲫鱼

【原料】活鲫鱼2条（约500克）。香葱100克，姜片、料酒、食盐、酱油、食用植物油各适量。

【制法】鱼宰杀，去鳞、鳃、内脏，清洗干净，两面剞花刀，沥干水分待用。香葱摘洗干净。锅上火倒入油烧热，将鱼下锅煎至表面呈金黄色时装出。锅中留底油，放入香葱、姜片垫底，再放入煎好的鲫鱼，加入料酒、酱油、食盐和适量清水，大火烧开，转小火焖烧约15分钟，收汁后翻锅装盘即成。

【用法】佐餐食用。

【功效】益气健脾，和中开胃，利尿消肿，通脉下乳，清热解毒。适用于脂肪肝，脾胃虚弱，体虚浮肿，肝炎，肾炎，高血压，高血脂，痔疮出血及糖尿病等患者。

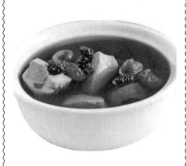

桑葚红枣瘦肉汤

【原料】猪瘦肉300克。桑葚15克，红枣20克，姜片、食盐各适量。

【制法】将桑葚、红枣洗净；猪瘦肉洗净，切块。锅内烧水，水开后放入猪瘦肉滚去表面血污，再捞出洗净。将猪瘦肉、桑葚、红枣、姜片一起放入砂锅内，加入清水适量，大火煲沸后改小火煲约1小时，加食盐、调味即可。

【用法】佐餐食用。

【功效】滋阴养血，生津润燥，补中益气，养肝益肾。适用于脂肪肝，肝肾阴血不足及津亏消渴、肠燥等患者。

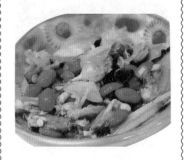

枸杞鲜蛤蜊

【原料】鲜蛤蜊600克。枸杞15克，葱、姜、米酒、植物油、香油、食盐各适量。

【制法】蛤蜊泡清水，洗净泥沙；枸杞洗净放水中泡软，葱切花，姜切末。将蛤蜊放入沸水中煮至开口，取出肉。起油锅，爆香姜，放蛤蜊肉、枸杞入锅，加米酒适量，炒熟炒匀，滴香油，放食盐，撒葱花即可。

【用法】佐餐食用。

【功效】养肝明目，补血安神，润肺止咳。适用于脂肪肝患者。

萝卜黑鱼汤

【原料】活黑鱼 1 条（400 克），白萝卜 200 克。鸡蛋清 1 个，葱花、姜丝、蒜片、料酒、食盐、水淀粉、胡椒粉、食用植物油各适量。

【制法】黑鱼宰杀，整理洗净，取肉批成鱼片，加入食盐、料酒、蛋清、淀粉拌匀上浆；鱼头劈开，冲洗干净。萝卜洗净，切成丝。锅上火加油烧热，投入姜、蒜煸香，添加适量清水烧沸，下黑鱼片再烧沸，煮约 5 分钟，放入萝卜丝、食盐，烧开后煮至汤汁变浓白时，加入胡椒粉调味，装入汤碗，撒上葱花即成。

【用法】佐餐食用。

【功效】补脾消食，通气化痰，活血利尿。适用于轻度脂肪肝，肥胖症伴有胸闷气短，咳嗽痰多等患者。

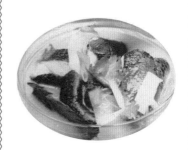

木瓜眉豆鲫鱼汤

【原料】鲫鱼 500 克，木瓜 300 克，眉豆 150 克，水发银耳 50 克，猪脊骨 300 克，猪瘦肉 200 克，姜 10 克，食盐适量。

【制法】将木瓜去皮、籽，切件；鲫鱼剖好；将猪脊骨、猪瘦肉洗净，斩件；姜去皮。往砂锅内放适量清水煮沸，放猪脊骨、猪瘦肉、鲫鱼，余去血渍。在砂锅内放入猪脊骨、猪瘦肉、鲫鱼、姜、眉豆、木瓜、银耳，加入适量清水，小火煲 2 小时，调入食盐即可。

【用法】佐餐食用。

【功效】提高免疫力。适用于脂肪肝，小便频繁，男子遗精，女子带下病等患者。

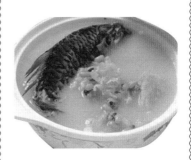

枸杞甲鱼

【原料】甲鱼 250 克。枸杞 30 克，清汤、食盐适量。

【制法】甲鱼宰杀，去内脏，剁块洗净，入沸水中余去血水；枸杞洗净。将枸杞、甲鱼放入蒸碗中，加适量清汤，入蒸笼隔水蒸至熟烂，取出。加食盐调味，即可。

【用法】佐餐食用。

【功效】滋阴凉血，补肾健骨。适用于脂肪肝患者。

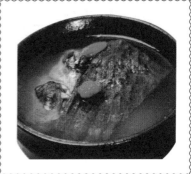

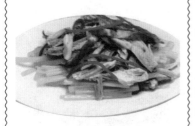

芹菜拌烤鸭丝

【原料】烤鸭脯肉 150 克，鲜芹菜 100 克。食盐、香油、烤鸭汁水各适量。

【制法】芹菜摘洗干净，入沸水锅中焯一下，立即用冷开水激凉，挤去水分，切成长约 3 厘米的段。将烤鸭脯切成丝待用。将烤鸭汁倒入较大的碗中，加入食盐、香油调匀，然后放入芹菜、烤鸭丝拌匀，装入盘中即成。

【用法】佐餐食用。

【功效】降压。适用于脂肪肝，高血压患者。

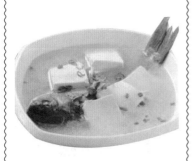

豆腐鲫鱼汤

【原料】鲫鱼 400 克，豆腐 400 克。料酒 15 毫升，葱 3 克，姜 1.5 克，食盐 2 克，水淀粉、食用植物油各适量。

【制法】将豆腐切成薄片，用食盐水腌渍 5 分钟，捞出沥水；葱洗净，切花；姜去皮，切片。将鲫鱼去鳞和内脏，抹上料酒，用食盐腌渍 10 分钟。往锅内放食用植物油烧热，爆香姜片，将鱼两面煎黄。加适量清水，小火煲 25 分钟，再投入豆腐片，加食盐调味，用水淀粉勾薄芡，撒上葱花即可。

【用法】佐餐食用。

【功效】益气养血，健脾宽中。适用于脂肪肝患者。

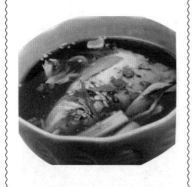

红豆鲤鱼煲

【原料】鲤鱼 750 克，红豆 100 克。小红尖椒、姜片、鸡汤、食盐各适量。

【制法】鲤鱼宰杀，去鳞、鳃及内脏，洗净；红豆、红尖椒分别洗净。将鱼和姜片及洗好的红豆放入煲内，加入鸡汤，放在火上用大火烧沸。撇去表面浮沫，盖好盖，改用小火煲 2 小时左右；红豆和鱼块熟烂时，放食盐、红尖椒，调好口味即可。

【用法】佐餐食用。

【功效】益气养血。适用于脂肪肝患者。

芹菜炒猪肝

【原料】芹菜 250 克,猪肝 150 克。葱、姜汁、食盐、白糖、料酒、醋、水淀粉、食用植物油、香油各适量。

【制法】芹菜摘洗干净,切成段。猪肝洗净,切成薄片,加入葱、姜汁、食盐、料酒、水淀粉拌匀腌渍片刻。锅上火倒入油烧至 6 成热,倒入浆好的猪肝划散划透,捞出沥油待用。锅中留少许底油至 7 成热,倒入芹菜煸炒一下,随即加入食盐、白糖炒匀,用水淀粉勾芡,同时倒入划好的猪肝翻炒均匀,淋入醋、香油装盘即成。

【用法】佐餐食用。

【功效】降脂,降压。适用于脂肪肝,高血压、冠心病、慢性肝病,肝血亏虚所致的头昏、眼花,肝热上扰所致的头痛眩晕、目赤目痛等患者。

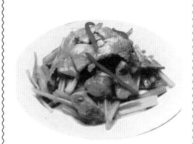

鲈鱼炖姜丝

【原料】鲈鱼 750 克,香菇 25 克、料酒 15 毫升,姜 15 克,食盐、葱段各适量。

【制法】将鲈鱼身两面制上 4 厘米宽距的刀纹,装入汤盘。将香菇洗净,切成片,与姜丝一并排在鱼身上,葱段放鱼头尾两处。加清水及料酒、食盐,装好加盖,上笼屉用大火蒸 10 分钟取出,拣去葱段即成。

【用法】佐餐食用。

【功效】补肝肾,降压,减少胆固醇,降低血脂,预防肝硬化等疾病。适用于脂肪肝患者。

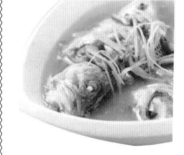

红豆鸭肉煲

【原料】鸭肉 300 克,红豆 50 克。料酒、生姜、大葱、食盐、香油各适量。

【制法】鸭肉洗净切块;红豆洗净,除去杂质,用水浸泡 3 小时;生姜拍松,葱切段。将红豆、鸭肉、生姜、葱段、料酒同放炖锅内,加清水,置旺火上烧沸。改用小火煮 35 分钟,至汤汁黏稠时,加入食盐、香油即可。

【用法】佐餐食用。

【功效】健脾益气,消肿利水。适用于脂肪肝,乙型肝炎等患者。

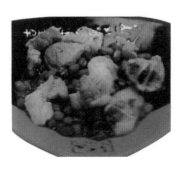

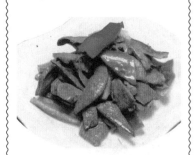

青椒炒猪肝

【原料】青椒200克，猪肝150克。葱、姜汁，食盐、白糖、料酒、水淀粉、食用植物油、香油各适量。

【制法】猪肝切薄片，加葱、姜汁、料酒、食盐、水淀粉拌匀。青椒切菱形片。锅上火倒入油至6成热，倒入浆好的猪肝划散划透，捞出沥油待用。锅中留少许底油，投入青椒略煸炒一下，随即加入食盐、白糖炒匀，再倒入划好油的猪肝翻炒均匀，淋入香油装盘即成。

【用法】佐餐食用。

【功效】养肝明目，下气调中，补血通脉，利水通便，清肝热。适用于脂肪肝患者。

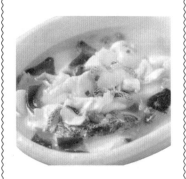

浓汤裙带菜煮鲈鱼

【原料】鲈鱼1条，山药200克，裙带菜100克。枸杞、食用植物油、葱花、姜片、食盐、糖各适量。

【制法】山药去皮切块；枸杞用清水泡好；鲈鱼宰杀好，去内脏、鱼骨，切片。锅内倒入油加热，放姜片、鱼头炒一下，放清水、山药，大火煮沸后放裙带菜稍炖几分钟，加入食盐、糖，转至小火煮熟，捞出鱼头、山药、裙带菜放碗中。将枸杞倒入锅中，加适量清水，煮沸，放鱼肉片烫熟，倒入碗中，撒葱花。

【用法】佐餐食用。

【功效】降低血压，增强血管组织。适用于脂肪肝，高血压，冠心病，动脉硬化等患者。

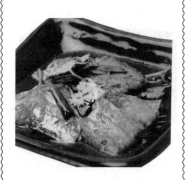

红烧带鱼段

【原料】带鱼500克。鸡蛋1个，酱油、水淀粉、葱花、姜末、蒜末、食盐、料酒、白糖、花生油各适量。

【制法】带鱼切段，用少许食盐、料酒略腌制15分钟。水淀粉加姜末、蒜末、食盐、酱油、白糖、料酒拌匀，调成味汁；鸡蛋打散拌匀。炒锅放油，待到八成热时，将腌好的带鱼裹上鸡蛋液放入油锅内煎至金黄色，将调好的味汁倒入锅里，大火烧沸，转小火慢煮，待汤汁变黏糊状，撒葱花即可。

【用法】佐餐食用。

【功效】调理肝脾，行气化滞。适用于脂肪肝患者。

鱼片豆腐

【原料】净乌鱼肉 350 克，豆腐 200 克。鸡蛋清 1 个、葱段、姜片、蒜片、豆瓣酱、干辣椒、花椒、食盐、白糖、料酒、酱油、淀粉、鲜汤、食用植物油各适量。

【制法】乌鱼肉批成厚薄均匀片，用食盐、料酒、蛋清、淀粉拌匀上浆后入沸水锅中焯熟待用。将豆腐切片，焯水待用。锅上火倒入油烧热，投入葱、姜、蒜煸香，下豆瓣酱略炒后，加入鲜汤、酱油、食盐、料酒、白糖，大火烧开，放入豆腐片、乌鱼片烧至入味，装入较深的盘中，淋入用干辣椒、花椒炝锅的热油即成。

【用法】佐餐食用。

【功效】健脾益气，活血化瘀。适用于脾气虚弱型脂肪肝，高脂血症及冠心病等患者。

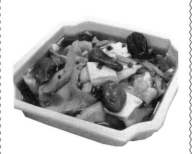

炖青鱼

【原料】青鱼肉 400 克，猪五花肉 250 克。料酒、酱油、食盐、肉汤、香菜、辣椒、花生油、大葱段、姜片、香油、醋各适量。

【制法】青鱼肉切块，用少许料酒、酱油、食盐稍腌一下；猪肉切成片；香菜切段。锅内加油烧热，下猪肉片稍炒，再下葱段、姜片，出香味后下料酒、酱油、辣椒、食盐、肉汤、鱼块。先用旺火烧沸，再以小火煮 10 分钟左右，加入香油、醋，撒上香菜即可。

【用法】佐餐食用。

【功效】清补益气，健脾化滞，养肝益肾。适用于脂肪肝，各类肝炎、肾炎等患者。

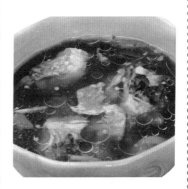

胡萝卜烧羊肉

【原料】羊肉（瘦）1000 克，胡萝卜 400 克。葱结、花椒、桂皮、八角、料酒、姜片、酱油、鲜汤、白糖、食盐、花生油各适量。

【制法】羊肉加葱结、姜片、清水略煮，清水洗净，剁块；胡萝卜切块。起油锅，放羊肉翻炒，加食盐、酱油、料酒、葱结、姜片、花椒、桂皮、八角、白糖、鲜汤，先用旺火烧沸，再用小火烧至五成熟，放入萝卜烧至酥烂。取出桂皮、八角、葱、姜、花椒，用旺火收汁。

【用法】佐餐食用。

【功效】补血益气，温中暖肾。适用于脂肪肝患者。

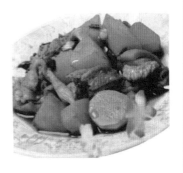

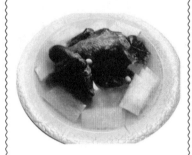

白果莲子炖乌鸡

【原料】野生乌骨鸡1只（约700克）。白果、莲子、糯米各20克，葱结、姜片、食盐、料酒、草鸡油各适量。

【制法】鸡宰杀，清洗整理干净，再将洗净的肫、肝、心等内脏装入鸡腹内。白果、莲子、糯米用水浸泡后，装入鸡腹内。砂锅上火，放入适量清水，再放入乌骨鸡、葱结、姜片大火烧开，撇去浮沫，加入料酒，转小火炖约2小时至鸡肉熟烂脱骨时，淋入草鸡油，加入食盐、调味，出锅装汤碗即成。

【用法】佐餐食用。

【功效】活血化瘀，养心补脾。适用于瘀血阻络型肝炎引起的脂肪肝患者。

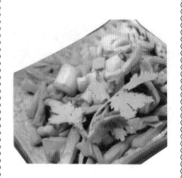

竹笋拌鱿鱼

【原料】竹笋300克，鱿鱼（鲜）200克，鲜汤、芝麻酱、食盐、醋、香油各适量。

【制法】将竹笋洗净，切成均匀的丝；鱿鱼洗净，切成均匀的细丝。将竹笋和鱿鱼分别入沸水中余透，捞出沥净水，一起装盘中。将芝麻酱用鲜汤搅开，再加入食盐、醋、香油调匀，浇在鱿鱼竹笋丝上，食用时拌匀即可。

【用法】佐餐食用。

【功效】益气保肝，健脾利水。适用于脂肪肝患者。

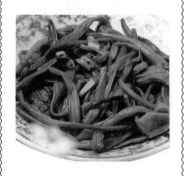

黄花菜炒牛肉

【原料】黄花菜（干）50克，牛肉500克，葱、姜、大蒜、植物油、食盐各适量。

【制法】先将黄花菜洗净并用温水泡软，牛肉切片，葱切花，姜、大蒜切末。起油锅，放入姜末、大蒜末，炒出香味；下牛肉煸炒熟。加入黄花菜炒熟，加食盐调味，撒葱花即可。

【用法】佐餐食用。

【功效】补中益气，滋养脾胃，强健筋骨，平肝利尿。适用于脂肪肝患者。

蒜头焖鸡翅

【原料】鸡翅 400 克，大蒜头 100 克，西红柿 2 个，陈皮末 5 克，姜片、食盐、白糖、酱油、料酒、鲜汤、胡椒粉、食用植物油各适量。

【制法】将鸡翅洗净，入沸水锅中焯烫一下去除腥味，捞出沥水后剁成块。蒜头分瓣、去皮，冲洗干净。西红柿洗净，切碎待用。锅上火倒入油烧热，投入姜片煸香，下鸡翅炒干表面水分，烹入料酒、酱油，添加适量鲜汤大火烧开，转小火炖至 5 成熟，加入食盐、白糖、蒜瓣、陈皮末继续炖约 10 分钟，再将碎西红柿均匀撒在鸡翅上，继续用小火焖至肉熟菜烂，大火收汁，用调味即成。

【用法】佐餐食用。

【功效】温中益气，补虚损，补精填髓，降压降脂。适用于脂肪肝，动脉硬化等患者。

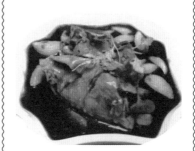

蒸兔肉

【原料】兔肉 500 克，胡萝卜 250 克。食盐、姜片、料酒、八角、酱油各适量。

【制法】兔肉洗净切片，胡萝卜去皮切丝。将兔肉片和胡萝卜放入大碗内，加八角、姜片、酱油、食盐、料酒拌匀。将大碗置蒸锅内隔水用旺火、沸水蒸 40 分钟，取出即可。

【用法】佐餐食用。

【功效】补气益气，补脾益气，止渴清热。适用于脂肪肝，夜盲症等患者。

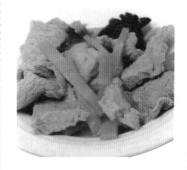

黄焖鸡

【原料】鸡肉 400 克。干辣椒 20 克，姜、蒜各 15 克，五香粉 10 克，植物油、食盐、生抽、料酒、白糖适量。

【制法】鸡洗净剁块后汆水，姜切片，蒜拍碎。烧油，放入姜、蒜爆香，再放入干辣椒炒脆。倒入鸡块翻炒，滴入生抽、料酒，加水，放入五香粉及食盐、白糖焖炖，鸡熟收汁即可。

【用法】佐餐食用。

【功效】开胃消食，温中补脾，益气养血，补肾益精。适用于脂肪肝，因肝功能不全引起的体虚等患者。

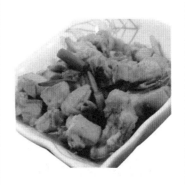

枸杞炖牛肉

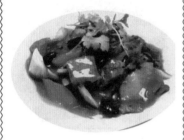

【原料】牛腩肉 300 克，胡萝卜 100 克，马铃薯 100 克，洋葱 50 克，枸杞 30 克。姜片、八角、食盐、白糖、酱油、料酒、食用植物油各适量。

【制法】牛腩肉洗净后切成块，再入沸水中焯烫一下，滤出血水后待用。分别将胡萝卜、马铃薯、洋葱、枸杞冲洗干净，胡萝卜、马铃薯切成滚刀块，洋葱切成片。锅上火倒入油烧热，投入姜片煸香，放入牛肉、酱油、八角、料酒和适量水，大火烧开后转小火炖至牛肉 7 成熟，加入食盐、白糖，继续小火炖至牛肉 9 成熟，再投入胡萝卜、马铃薯、枸杞、洋葱炖至牛肉熟透，用调味即成。

【用法】佐餐食用。

【功效】补肝益肾，益精血。适用于脂肪肝患者。

玉米须煲鲜蛤蜊

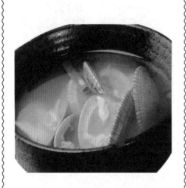

【原料】鲜蛤蜊 100 克。玉米须 60 克，葱段、姜片、食盐各适量。

【制法】玉米须洗净，放入炖杯内，加水 250 毫升，旺火烧沸，改小火炖煮 25 分钟，取汁液。鲜蛤蜊泡水，洗净泥沙。架汤锅，放入姜片、玉米须汁和鲜蛤蜊，煮至蛤蜊开口，下食盐、葱段调味即成。

【用法】佐餐食用。

【功效】开胃，平肝，祛风。适用于脂肪肝，黄疸肝炎等患者。

黄鱼煮大蒜头

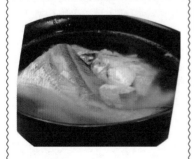

【原料】黄鱼 150 克。大蒜头 30 克，食盐 2 克。

【制法】将黄鱼洗净，切块；大蒜头去皮切片。黄鱼、蒜片入锅加水适量。用小火煮沸至黄鱼熟透，加入食盐调味即可。

【用法】佐餐食用。

【功效】降脂。适用于脂肪肝患者。

菊花青鱼块

【原料】青鱼肉 500 克，鲜白菊花 30 克，姜汁、姜米、食盐、白糖、料酒、淀粉、食用植物油各适量。

【制法】青鱼肉用水冲洗干净，切成小块，加入姜汁、食盐、料酒拌匀腌渍 30 分钟。菊花摘瓣洗净，放入淡食盐水中浸泡 15 分钟。锅上火倒入油烧热，下青鱼块略煎，再烹入料酒、酱油，添加适量清水大火烧沸，煮约 10 分钟，调好口味，撒入菊花、姜米，稍焖煮 5 分钟即成。

【用法】佐餐食用。

【功效】疏肝理气。适用于脂肪肝患者。

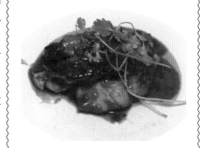

玉米杏仁炖乳鸽

【原料】鸽子 400 克。玉米 100 克，杏仁、莲子各 20 克，枸杞、桂圆、姜各 10 克，食盐、料酒各适量。

【制法】将鸽子清理干净，放入沸水中氽去血水，取出沥干水，放炖盅内，上放姜片。各料分别洗净，将各料与鸽子同放入炖盅内，淋料酒，加入适量沸水，盖上盅盖。炖盅放沸水锅中，以慢火炖 3 小时左右，取出，加食盐调味即可。

【用法】佐餐食用。

【功效】益肝滋肾，滋补五脏，强筋骨。适用于脂肪肝患者。

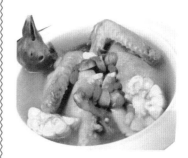

红枣乌鸡汤

【原料】乌鸡 500 克，猪瘦肉 100 克，鸡脚 100 克。红枣 20 克，枸杞 5 克，老姜 3 克，葱段 3 克，党参 3 克，食盐适量。

【制法】将乌鸡洗净；猪瘦肉洗净，切块；鸡脚洗净，切段；红枣、枸杞洗净。锅内放适量清水煮沸，放入乌鸡、猪瘦肉、鸡脚氽去血渍，倒出，用温水洗净。将乌鸡、猪瘦肉、红枣、鸡脚、党参、枸杞、姜、葱放入炖盅内，加入适量清水炖 2 小时，调入食盐即可。

【用法】佐餐食用。

【功效】养血益气。适用于脂肪肝，面色苍白，神疲乏力，贫血，高血压，失眠，体虚血亏，肝肾不足，脾胃不健等患者。

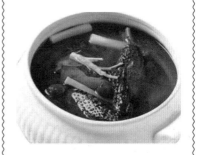

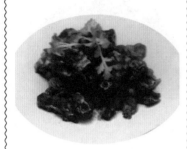

咖喱兔肉

【原料】家养或野生兔1只。番茄1个，葱姜汁、葱段、姜丝、干辣椒、洋葱末、大蒜泥、咖喱粉、鲜牛奶、食盐、白糖、料酒、淀粉、鲜汤、食用植物油各适量。

【制法】兔子放入淘米水中浸泡2小时。取出洗净，剁成小块。加入葱姜汁，食盐、料酒拌匀腌渍半小时。锅上火倒入油至6成热，将兔肉块拍粉入油锅，用小火炸熟，捞出沥油。锅中留底油烧热，投入葱段、姜丝、干辣椒、洋葱末、蒜泥煸炒一下，再放入咖喱粉炒香，倒入少许鲜奶和鲜汤烧开，放入炸熟的肉块，烧开后收稠卤汁，用调味，出锅装盘即成。

【用法】佐餐食用。

【功效】降脂。适用于脂肪肝，肥胖者，高血压，糖尿病，心血管疾病，慢性肝炎以及缺铁性贫血患者。

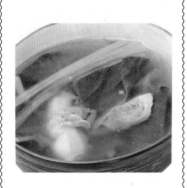

鱼片菠菜汤

【原料】菠菜100克，草鱼200克。鲜汤、葱段、姜丝、食盐、料酒、胡椒粉、香油各适量。

【制法】菠菜洗净切段；草鱼取鱼肉，洗净切片。起汤锅，锅内加鲜汤、葱段、姜丝、料酒、食盐、烧沸。下入鱼片滑透至熟后下菠菜，撒适量胡椒粉烧沸；盛入汤碗内，加香油即可。

【用法】佐餐食用。

【功效】暖胃和中，平降肝阳，益肠明目。适用于脂肪肝，虚劳，风虚头痛，肝阳上亢，高血压，头痛，久疟等患者。

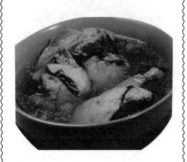

鸡肝枸杞汤

【原料】鸡肝200克。枸杞15克，鸡汤、八角、食盐、白酒、姜汁各适量。

【制法】将鸡肝洗净切片，放入煮沸的鸡汤内，放入姜汁，稍煮片刻捞起。枸杞和八角入汤内煮30分钟，然后加入鸡肝同煮沸。加入少许食盐、白酒调味即可。

【用法】佐餐食用。

【功效】滋补肝肾，健脾和胃，补肝明目。适用于脂肪肝，肝虚目昏，夜盲，阳痿，小儿疳积，妇人胎漏，睡中遗尿等患者。

蔬菜炖鸡肉

【原料】去皮鸡腿肉 200 克。土豆 2 个，白萝卜、卷心菜各 80 克，花椰菜、红萝卜各 50 克，葱结、姜片、花椒、食盐、料酒、食用植物油各适量。

【制法】将去皮鸡腿肉冲洗干净，切成小块，加入料酒拌匀待用。分别将土豆、萝卜去皮，洗净，土豆切成块，萝卜切成厚片。卷心菜洗净，切成丝。花椰菜摘成小朵，冲洗干净。砂钵上火添加适量清水，再放入鸡腿肉大火烧开，撇去浮沫，加入少许料酒、葱结、姜片、花椒，转小火炖至鸡肉 9 成熟时，放入土豆、萝卜等蔬菜，加入少许食盐再继续炖至鸡肉熟透，加入调味，出锅装碗即成。

【用法】佐餐食用。

【功效】降脂。适用于脂肪肝，肥胖症等患者。

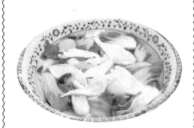

油煎带鱼

【原料】带鱼 500 克，鸡蛋 120 克，面粉 50 克。食盐、料酒、植物油各适量。

【制法】将带鱼去鳃、内脏，洗净，切段，放入碗中，加食盐、料酒拌匀，稍腌一会。鸡蛋打入另一碗内，搅匀。锅置火上，放油烧热，将带鱼段蘸一层面粉，再挂上鸡蛋液，放入热油锅中煎至两面金黄色即可。

【用法】佐餐食用。

【功效】养肝，祛风，止血。适用于脂肪肝患者。

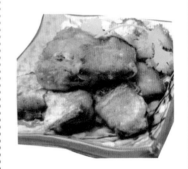

椒芹炒鸡肉

【原料】芹菜 100 克，鸡肉 250 克。蒜、姜、食盐、葱白、料酒、酱油、植物油各适量。

【制法】鸡肉洗净，切块；芹菜切菱形片；蒜、姜切末；葱白切片。锅内加清水烧沸，放入鸡块，略烫后迅速起锅。起油锅，烧至六成热，下蒜、姜炒香，放入鸡块，烹入料酒、酱油推匀，放入芹菜片炒熟炒匀，加葱白翻炒，加食盐调味即可。

【用法】佐餐食用。

【功效】强身健体，补虚扶弱。适用于脂肪肝，体弱乏力，脾胃虚弱等患者。

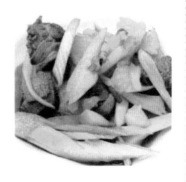

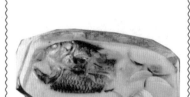

文蛤汆鲫鱼

【原料】活鲫鱼2条（约500克），蛤蜊50克，竹笋100克，葱段、姜片、食盐、白糖、胡椒粉、料酒、食用植物油各适量。

【制法】将净蛤蜊入沸水中焯烫，待蛤蜊壳张开，捞出冲洗干净，汤待用。鲫鱼宰杀，整理洗净。竹笋洗净，切成片，入沸水中焯水待用。锅上火倒入油烧热，将鱼下锅略煎，烹入料酒，加入适量煮蛤蜊的原汤、竹笋片、蛤蜊、葱段、姜片，大火烧开，转小火煮至汤汁浓白时加入食盐、调味，撒入胡椒粉即成。

【用法】佐餐食用。

【功效】降低血脂，降胆固醇。适用于脂肪肝，高脂血症患者。

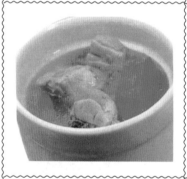

银耳胡萝卜鸡

【原料】鸡1只，银耳50克，胡萝卜1个。食盐、胡椒各适量。

【制法】鸡清理干净后剁块汆水，银耳泡发撕小朵，胡萝卜洗净切块。鸡肉、胡萝卜、银耳放入炖盅，加水煮沸。加食盐、胡椒小火炖至鸡肉软烂，起锅即可。

【用法】佐餐食用。

【功效】清热润肺，消燥除烦。适用于脂肪肝患者。

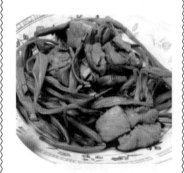

金针鸡

【原料】黄花菜50克，鸡肉250克。植物油、食盐、葱、蒜、姜、料酒各适量。

【制法】黄花菜择洗干净，入开水中汆一下，捞出沥干水分；鸡肉斩件，用食盐、料酒腌至入味；葱切花；姜、蒜切末。起油锅，放姜、蒜炝锅，放鸡肉炒至八成熟。黄花菜入锅与鸡肉同炒，加少量水焖熟，再加食盐调味，撒上葱花炒匀即可。

【用法】佐餐食用。

【功效】补虚下乳，平肝利尿，消肿止血。适用于脂肪肝，肝病引起的体弱乏力、脾胃虚弱等患者。

芝麻肝

【原料】猪肝 300 克。鸡蛋清 2 只，芝麻、面粉各适量，葱、姜汁、料酒、食盐、白糖、酱油、食用植物油各适量。

【制法】猪肝洗净切成片，放入大碗中加葱、姜汁和食盐、料酒、酱油、白糖拌匀腌渍入味。鸡蛋清和面粉调成糊待用。锅上火倒入油至 6 成热时，将腌渍好的猪肝片放入蛋清面粉糊中拖一下，两面再沾满芝麻，然后投入油锅中炸熟透即成。

【用法】佐餐食用。

【功效】养血养阴，滋补肝肾，降脂。适用于脂肪肝，高脂血症。

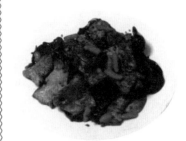

羊腩煲

【原料】羊肉（肥瘦）960 克，莲藕 1000 克。腐乳（红）5 克，陈皮 3 克，青蒜 10 克，姜 10 克，植物油、食盐、料酒各适量。

【制法】莲藕刮去皮，洗净斩件；青蒜洗净，切段；姜去皮，切碎。羊腩斩件，入沸水中余去血水，放冷水中洗净。起油锅，放姜、青蒜头、腐乳和羊腩煸炒，洒入料酒，加入陈皮、莲藕，加清水煮沸，倒入瓦煲内小火煲至羊腩和莲藕熟，加少许食盐调味即可。

【用法】佐餐食用。

【功效】暖中补虚，补中益气，开胃健脾，益肾气。适用于脂肪肝，因肝病引起的脾胃气虚、食欲不振、气短自汗、头晕心悸等患者。

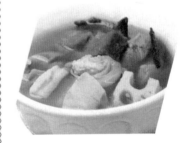

金针肉片汤

【原料】黄花菜（干）40 克，猪肉（瘦）240 克。红枣 20 克，生姜片、食盐各适量。

【制法】瘦猪肉用水洗净，切片；黄花菜择洗干净后，用水浸软，取出洗净；红枣和生姜洗净。瓦煲内加水，煲至水滚，放入黄花菜、瘦猪肉、红枣和生姜。水滚起时，改用中火煲至猪肉熟透，加食盐调味即可。

【用法】佐餐食用。

【功效】疏肝解郁，清热明目。适用于脂肪肝，肝炎、胁肋胀痛等患者。

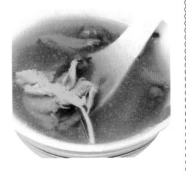

赤豆冬瓜炖黑鱼

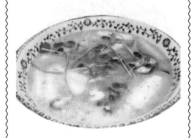

【原料】活黑鱼1条（约300克），冬瓜400克，赤小豆100克。葱段、姜片、食盐、料酒、醋、胡椒粉、食用植物油各适量。

【制法】赤小豆用水浸泡后，放入锅中加清水煮熟待用。黑鱼宰杀，去鳞、去鳃、除内脏，洗净沥水后，切成段。冬瓜去皮及籽，洗净后切成块。锅上火倒入油烧热，放入鱼块小火煎至表面上色时，烹入料酒，添加适量清水，加入葱姜、食盐烧沸，淋几滴醋，再放入赤小豆、冬瓜，用小火煮约15分钟，加入调味，出锅装汤碗，撒入胡椒粉即成。

【用法】佐餐食用。

【功效】补脾益胃，利水消肿，减肥健美。适用于各型脂肪肝，单纯性肥胖，肝硬化腹水以及慢性肾炎所致的水肿等患者。

羊肝汤

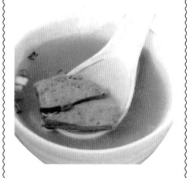

【原料】羊肝150克。蜂蜜50克，清汤、香油、食盐、姜丝、葱花各适量。

【制法】羊肝洗净，切成薄片。蜂蜜、食盐、香油同放入碗中，兑成调味汁。汤锅放在火上，倒入清汤，下入葱花、姜丝，用旺火烧沸；放入羊肝片，待羊肝煮熟，倒入调味汁，见汤沸即可。

【用法】佐餐食用。

【功效】补血益，明目。适用于脂肪肝患者。

金针香菜肉片汤

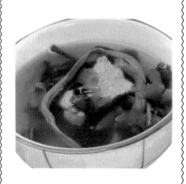

【原料】黄花菜（干）25克，香菜15克，猪肉（瘦）25克，水适量，食盐少许。

【制法】将香菜洗净切碎，黄花菜泡发洗净，猪肉切片。起汤锅，加水煮沸，下肉片、黄花菜略煮。最后下香菜，加食盐调味即成。

【用法】佐餐食用。

【功效】补虚下奶，平肝利尿，消肿止血。适用于脂肪肝，慢性肝炎，右胁疼痛，心烦失眠，腰酸腿软等患者。

冬瓜黄花鱼汤

【原料】黄花鱼 1 条（约 250 克），冬瓜 500 克，赤小豆 80 克。葱段、姜片、料酒、食盐、食用植物油各适量。

【制法】赤小豆用水浸泡后，放入锅中加清水煮熟待用。黄花鱼去鳞、去鳃、除内脏，洗净后在鱼身两侧划上几刀，切成两段或不切。冬瓜去皮及籽，冲洗干净，切成小块。锅上火倒入油烧热，用小火将鱼煎至表面上色，烹入料酒，然后添加适量清水，再加入葱段、姜片、赤小豆、冬瓜、食盐，用大火烧开，转小火炖至鱼熟，再加入调味即成。

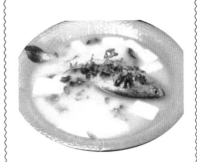

【用法】佐餐食用。

【功效】利水除湿，消肿解毒，平肝除热。适用于脂肪肝，水肿腹胀，小便不利，动脉硬化，肾火肝病，高血压，冠心病等患者。

香菇滚田鸡汤

【原料】田鸡 300 克，香菇（干）50 克。姜丝、白酒、食盐各适量。

【制法】田鸡宰杀后，剥去皮，切去脚趾，洗净斩件，加入姜丝、白酒腌 10 分钟。香菇用清水浸软，洗净，剪去菇脚，沥干水。将田鸡、香菇和水放入煲内煲滚，熟后下入食盐调味即可。

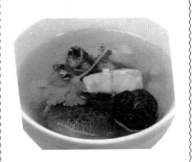

【用法】佐餐食用。

【功效】调气补血，益智补脑，补益五脏。适用于脂肪肝患者。

韭菜炒鸡肝

【原料】韭菜 300 克，鸡肝 300 克。葱、姜、蒜、酱油、料酒、食盐、植物油、胡椒粉各适量。

【制法】鸡肝洗净切片，韭菜洗净切段，姜、蒜切末，葱切花。鸡肝用开水烫一下沥干，加酱油、料酒略腌一下。起油锅，下姜、蒜炝锅，放入鸡肝炒至变色，盛起；炒锅内留油加热，放入韭菜炒熟后放入鸡肝，加食盐和胡椒粉略炒，撒葱花即可。

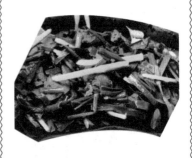

【用法】佐餐食用。

【功效】补肝明目，养血祛瘀。适用于脂肪肝，慢性肝炎，肝肾阴亏，便秘，目暗，耳鸣，关节不利等患者。

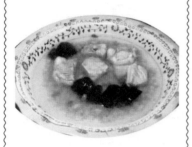

黄豆炖排骨

【原料】猪小排骨 500 克，黄豆 100 克。葱段、姜片、料酒、食盐、胡椒粉各适量。

【制法】猪小排洗净，剁成小段。黄豆淘洗干净，提前用水浸泡。将猪排骨、黄豆放入高压锅中，添加适量清水大火烧开，撇去浮沫，加入葱段、姜片、料酒继续烧沸，扣上减压阀排气后煮约 12 分钟关火，卸阀后，加入食盐、胡椒粉调味即成。

【用法】佐餐食用。

【功效】健胃，益五脏，补肾养肝，消肿毒，有利肝细胞的新陈代谢。适用于脂肪肝，慢性肝炎等患者。

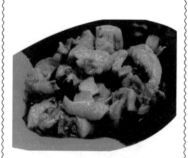

香葱焖鸭

【原料】鸭 1500 克，猪肉（肥瘦）150 克。葱、酱油、白糖、料酒、桂皮、八角、姜片、植物油各适量。

【制法】鸭处理干净剁块；葱切段；猪肉洗净切块。锅内放水烧开，将鸭块入锅氽水，捞出洗净，沥干水。炒锅倒油烧热，下葱段、鸭块、猪肉下锅略煸，加酱油、八角、桂皮、白糖、料酒、姜片和清水烧煮，烧沸后撇去浮沫，改用小火，焖至鸭肉熟透，收汁即可。

【用法】佐餐食用。

【功效】养肝护肝，大补虚劳，止咳化痰。适用于脂肪肝，因肝病所致的身倦乏力，面色少华，暑伤气阴所致的疲乏无力，食欲不振等患者。

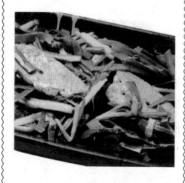

韭菜炒猪肝

【原料】韭菜 150 克，猪肝 200 克。植物油、酱油、料酒、胡椒粉、食盐各适量。

【制法】猪肝洗净切片，韭菜洗净切段。猪肝入沸水中氽一下，沥干水，加酱油、料酒略腌一下。起油锅，猪肝入锅炒至变色，盛起。炒锅内留油继续加热，放韭菜炒熟后将猪肝回锅同炒，加食盐和胡椒粉炒匀即可。

【用法】佐餐食用。

【功效】补肝，明目，养血。适用于脂肪肝患者。

鸡肝银耳枸杞汤

【原料】鸡肝 100 克。水发银耳 50 克，枸杞 15 克，茉莉花约 25 朵，葱、姜汁、料酒、食盐、清汤、淀粉、食用植物油各适量。

【制法】银耳去除根蒂，洗净，撕成小朵，用温水浸泡待用。鸡肝整理、洗涤干净，切成片放入碗中，加入葱、姜汁、食盐、料酒、淀粉拌匀腌渍约 15 分钟。茉莉花摘去花蒂，洗净，放入淡食盐水中浸泡约 15 分钟。枸杞冲洗干净待用。锅上火，添加适量清汤大火烧开，加入调味料调好口味，下鸡肝、银耳、枸杞，煮至鸡肝断生，再撒入茉莉花略煮，起锅装碗即成。

【用法】佐餐食用。

【功效】补肝益肾，明目美容，降脂。适用于脂肪肝，高脂血症等患者。

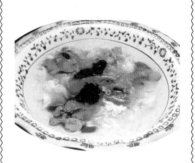

茼蒿鱿鱼汤

【原料】茼蒿 300 克，鱿鱼 200 克。姜、蒜各 15 克，食盐、植物油、胡椒粉、料酒各适量。

【制法】茼蒿洗净切碎，鱿鱼切丝氽水后捞起沥干，姜、蒜切片。热油，下姜片、蒜片爆香，鱿鱼入锅翻炒，滴入料酒。倒入清水，煮熟鱿鱼，放食盐、胡椒粉调味，茼蒿入锅氽软即可。

【用法】佐餐食用。

【功效】养肝护肝，静心补脑，促进消化吸收。适用于脂肪肝患者。

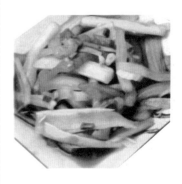

凉拌海米芹菜

【原料】芹菜 500 克，海蜇皮 150 克，小海米 3 克。醋、食盐、白糖各适量。

【制法】芹菜去叶，除粗筋，切成段，在开水中烫一下，沥干水分。小海米泡涨，海蜇皮洗净切丝。将芹菜、海蜇皮丝、小海米放盘中，加入醋、食盐、白糖拌匀即成。

【用法】佐餐食用。

【功效】平肝降压，理气开胃，清热解毒，化痰软坚。适用于脂肪肝，急性肝炎患者。

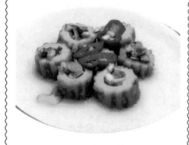

苦瓜排骨汤

【原料】较粗的苦瓜 500 克，猪排骨 500 克，黄豆 100 克。葱段、姜片、料酒、食盐、食用植物油各适量。

【制法】黄豆淘洗干净，用水泡透。猪排骨洗净，剁成 4~5 厘米长的段。苦瓜洗净，切成约 2 厘米长的段，去掉中间的瓤，然后将排骨镶入苦瓜内，待用。砂钵加入适量清水，放入黄豆、苦瓜镶排骨，大火烧开，去浮沫，加入料酒、葱、姜，转小火炖至排骨熟透，再加入食盐、调味即成。

【用法】佐餐食用。

【功效】清暑除热，明目解毒。适用于脂肪肝，感冒烦渴，暑疖，痱子过多，眼球结膜炎等患者。

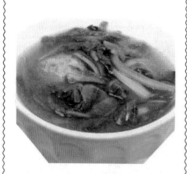

茼蒿丸子汤

【原料】茼蒿 300 克，牛肉 200 克。姜、蒜各 10 克，芡粉 10 克，鲜汤、食盐、胡椒各适量。

【制法】茼蒿择洗净切段，牛肉、姜、蒜剁末，芡粉调水备用。芡粉水倒入牛肉末中，加姜、蒜末一同和匀。起汤锅，加适量鲜汤煮沸，牛肉末捏丸子入锅煮约 3 分钟，放入茼蒿，加食盐、胡椒调味，煮沸后起锅即可。

【用法】佐餐食用。

【功效】调和脾胃，润肺补肝，宽中理气。适用于脂肪肝患者。

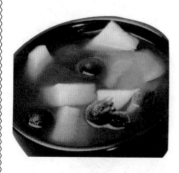

龙眼肉炖鳖

【原料】甲鱼 500 克，桂圆肉 10 克，山药 100 克。姜、食盐适量。

【制法】将桂圆肉洗净；山药洗净，切块；姜洗净切片。甲鱼活杀，去肠杂，洗净斩件，入沸水中氽去血水。把全部用料一齐放入炖盅内，加开水适量，炖盅加盖，小火隔水炖 3 小时取出，加食盐调味即可。

【用法】佐餐食用。

【功效】养阴清热，滋阴养血，补心安神。适用于脂肪肝，因肝病引起的脾胃虚弱、食欲不振，或气血不足、体虚乏力等患者。

老鳖映明珠

【原料】野生甲鱼1只（约750克），鸽子蛋12只。枸杞少许，葱段、姜片、食盐、白糖、料酒、胡椒粉、鸡清汤、食用植物油各适量。

【制法】甲鱼宰杀后入沸水中焯烫，除内脏，洗净，除甲壳外，肉剁成块。鸽子蛋煮熟，剥去外壳。将甲鱼放入深盘中，添加适量鸡清汤，加入枸杞、葱段、姜片、料酒等，入蒸笼蒸约2小时。然后将鸽子蛋排列在甲鱼的四周，再蒸约10分钟，拣去葱、姜，撒上胡椒粉即成。

【用法】佐餐食用。

【功效】滋阴降火，清热解毒。适用于脂肪肝，阴虚阳亢型高血压，神经衰弱患者。

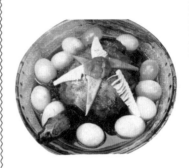

茼蒿豆干肉丝

【原料】茼蒿200克，豆干200克，瘦肉200克。蒜10克，植物油、食盐、辣椒面、醋各适量。

【制法】茼蒿洗净后切小段，豆干、瘦肉切丝，蒜切末。起油锅，放入蒜末爆香，爆炒肉丝，盛起。锅内留底油，豆干入锅炒熟，肉丝回锅继续翻炒均匀，放入茼蒿、食盐、辣椒面、醋翻炒均匀，起锅即可。

【用法】佐餐食用。

【功效】清血，润肺，补肝，宽中理气。适用于脂肪肝患者。

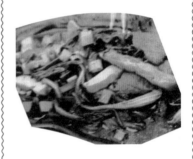

卤浸草鱼

【原料】草鱼500克。酱油、白糖、葱段、食盐、绍酒、姜、八角、桂皮、花椒、草果、花生油各适量。

【制法】将鱼清理干净；用酱油、食盐、绍酒腌制2小时，至鱼肉入味。将八角、桂皮、花椒、草果装入纱布袋内，再放入盛有清水1000毫升的锅内，加入酱油、食盐、绍酒、白糖、葱段、姜（拍松），加热烧沸片刻，制成卤汁。起油锅，放入腌好的鱼肉煎熟，沥油后放入制好的卤汁中浸渍入味。

【用法】佐餐食用。

【功效】补肾平肝，祛风补气。适用于脂肪肝，虚劳，风虚头痛，肝阳上亢，高血压，头痛，久疟，心血管病等患者。

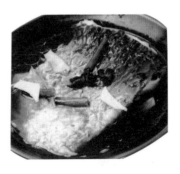

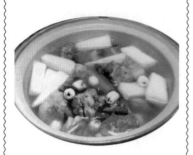

莲子冬瓜老鸭汤

【原料】老草鸭1只，冬瓜500克。鲜莲子100克（或干品50克），陈皮10个，葱结、姜片、食盐、料酒、食用植物油各适量。

【制法】将鸭子宰杀，去毛及内脏，整理清洗干净，剁成块。将莲子、陈皮冲洗干净。冬瓜去皮及籽，洗净切成块待用。将鸭肉放入砂锅中，添加适量清水、葱结、姜片，大火烧开，撇净浮沫，加入料酒，转小火炖至鸭肉8成熟时，下莲子、陈皮、冬瓜，继续炖至鸭肉熟烂，加入食盐、调味即成。

【用法】佐餐食用。

【功效】补气，通便，减肥。适用于脂肪肝，气虚便秘的肥胖症患者。

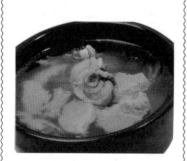

瘦肉田鸡汤

【原料】田鸡500克，冬瓜500克，淡菜20克，猪肉（瘦）200克。姜片、陈皮、食盐各适量。

【制法】冬瓜去皮去核，切小块；淡菜洗净，用清水浸1小时；瘦肉切厚片；陈皮用清水浸软，刮去瓤，洗净。田鸡宰杀后，剥去皮，切去脚趾，洗净斩件，放入沸水中煮5分钟捞起洗净；瘦肉放入沸水中煮5分钟，捞起洗净。将田鸡、瘦肉、淡菜、冬瓜、陈皮、姜片放入炖盅内，加入开水1杯或适量，盖上炖盅盖，小火炖4小时，下食盐调味即可。

【用法】佐餐食用。

【功效】除热，益胃，健脾，强体魄。适用于脂肪肝患者。

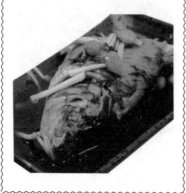

蜜汁塘鲤鱼

【原料】鲤鱼500克。杏仁20克，蜂蜜50克，料酒、酱油、植物油、姜丝、大葱段各适量。

【制法】将鱼去鳞、鳃及内脏，洗净；杏仁洗净。起油锅烧至七成热，下葱段、姜丝略煸，加300毫升清水煮沸。加杏仁、酱油、料酒、蜂蜜，再次煮沸，将鱼放入锅内，煮熟收汁即可。

【用法】佐餐食用。

【功效】补虚养身，健脾开胃。适用于脂肪肝，肾炎，肝硬化，黄疸型肝炎等患者。

无花果炖猪瘦肉

【原料】猪瘦肉200克。鲜无花果10个（或干品50克），葱段、姜片、料酒、食盐、胡椒粉、食用植物油、香油各适量。

【制法】猪瘦肉冲洗干净，切成片。无花果冲洗干净，切成小块；若是干品则用水浸泡。锅上火倒入油烧热，下葱段、姜片煸出香味，再下猪瘦肉炒制片刻，加水大火烧开，去浮沫，加入料酒煨至肉片6成熟时下无花果，煨至肉片熟透时，加入食盐、调味即成。每次食用肉汤时，可根据个人喜好在汤中加入胡椒粉、淋入香油。

【用法】佐餐食用。

【功效】健胃理肠，消炎解毒，降压，降糖，降脂，抗癌。适用于脂肪肝，痔疮，慢性胃炎，高血压，高脂血症，食管癌，胃癌，糖尿病，糖尿病伴有胃功能性消化不良者的患者。

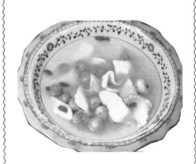

生菜虾仁汤

【原料】生菜300克，虾100克。鲜汤、姜、食盐、胡椒粉各适量。

【制法】生菜洗净，虾洗净去壳，姜切丝。架汤锅，加鲜汤煮沸，放入姜丝、虾仁。待虾仁煮熟后放入生菜稍煮，再放食盐、胡椒粉调味即可。

【用法】佐餐食用。

【功效】改善消化，强身健体，养肝护肝。适用于脂肪肝患者。

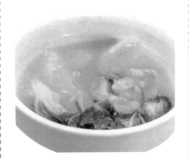

泥鳅炖豆腐

【原料】泥鳅500克，豆腐250克，食盐适量。

【制法】泥鳅去鳃及内脏，洗净；豆腐切块。泥鳅入锅，加食盐、清水适量，置旺火上，炖至五成熟。加入豆腐，再炖至泥鳅熟烂即可。

【用法】佐餐食用。

【功效】健脾化湿，温中益气，祛风利湿。适用于脂肪肝，迁延性和慢性肝炎等患者。

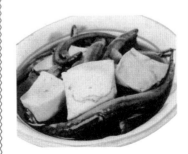

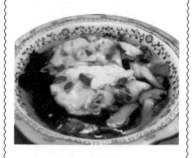

鳕鱼蔬菜蛋汤

【原料】鳕鱼 100 克，菠菜 60 克，洋葱 50 克，萝卜 25 克。鸡蛋 2 只，食盐、料酒、胡椒粉、清汤、水淀粉、食用植物油、香油各适量。

【制法】将菠菜摘洗干净，入沸水中焯一下，捞入冷水中凉透，沥水待用。洋葱洗净切成片；萝卜洗净切成丝。鸡蛋磕入碗中搅匀待用。鳕鱼洗净，切成小薄片，加入食盐、料酒、水淀粉拌匀上浆，划油后待用。锅上火添加适量清汤烧沸，投入洋葱、萝卜丝、菠菜烧沸，加入食盐、调味，再放入鳕鱼略煮，撒入胡椒粉，淋入香油即成。

【用法】佐餐食用。

【功效】降脂。适用于脂肪肝，肥胖症等患者。

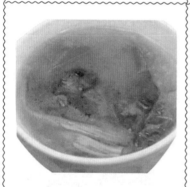

生菜排骨汤

【原料】生菜 100 克，胡萝卜 100 克，排骨 100 克。香油、食盐各适量。

【制法】生菜洗净切段，胡萝卜洗净切块，排骨剁段。架汤锅，加适量清水煮沸后放入胡萝卜、排骨煮熟。快起锅时放入生菜稍烫，加入食盐、香油调味即可。

【用法】佐餐食用。

【功效】促进消化，帮助吸收，清润美白，缓解疲劳。适用于脂肪肝，神经衰弱等患者。

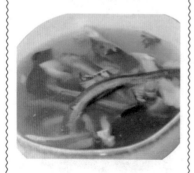

泥鳅汤

【原料】泥鳅 200 克，木耳（水发）10 克，冬笋（水发）50 克。料酒、食盐、植物油、大葱、姜各适量。

【制法】用热水洗去泥鳅黏液，除去内脏洗净；冬笋切片，木耳洗净切片，姜、大葱切末。起油锅，泥鳅入锅稍煎盛起。架汤锅，加清水烧沸，放入泥鳅、料酒、食盐、葱末、姜末、木耳、笋片，煮至熟即可。

【用法】佐餐食用。

【功效】补益脾肾，利水，解毒。适用于脂肪肝，营养不良性水肿，湿热黄疸，急、慢性肝炎，肾阳虚弱所致的阳痿、早泄，小儿营养不良，痔疮等患者。

玉米须双耳肉丝汤

【原料】猪瘦肉、玉米须、水发黑木耳、水发银耳各50克，枸杞10克，葱花、姜丝、食盐、食用植物油各适量。

【制法】黑木耳去蒂洗净。银耳去根蒂，洗净，撕成小朵。猪瘦肉切丝。枸杞冲洗干净，用温水泡软。玉米须用水冲洗干净待用。锅上火倒入油烧热，投入姜丝煸香，放入肉丝略炒，烹入料酒，放入木耳、银耳，添加适量清水大火烧开，撇去浮沫，转小火煮约10分钟，再投入玉米须、枸杞煮约5分钟，加入食盐、调味，撒入葱花，即可装碗上桌。

【用法】佐餐食用。

【功效】补肝肾，降血脂，降低血胆固醇和减肥。适用于脂肪肝，痰湿型肥胖和气虚型肥胖症等病症的患者。

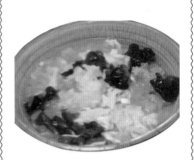

肉片鲜鱿

【原料】鱿鱼（鲜）200克，猪肉250克，小白菜300克。淀粉、蚝油、香油、黄酒、胡椒粉、植物油、姜、蒜各适量。

【制法】鱿鱼切块，猪肉切片，小白菜切段，姜、蒜切末。起油锅，下姜、蒜末炝锅，下肉片、鱿鱼炒熟，把蚝油、香油、胡椒粉、黄酒和淀粉调稀成芡汁淋上，翻炒均匀，盛起。另起油锅，下小白菜炒熟，然后将勾了芡汁的肉片和鱿鱼回锅拌匀，最后淋明油炒匀即可。

【用法】佐餐食用。

【功效】平肝利尿，降脂，降压。适用于脂肪肝患者。

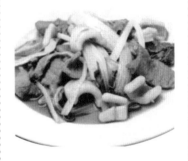

芹菜炒鸡蛋

【原料】芹菜500克，鸡蛋4个。葱花、黄酒、食盐、胡椒粉各适量。

【制法】将芹菜择洗干净，切段，入沸水中氽一下，捞出控干水。鸡蛋打入碗中，放入食盐、葱花、黄酒和适量清水搅匀。炒锅加植物油烧热，倒入鸡蛋液，炒至将熟，放入芹菜段，加食盐、胡椒粉，炒熟出锅即可。

【用法】佐餐食用。

【功效】平肝清热，祛风利湿，健胃利尿，降压和健脑。适用于脂肪肝，贫血，慢性肝炎等患者。

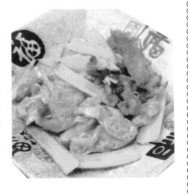

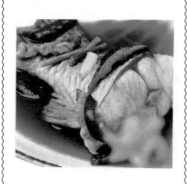

清蒸青鱼

【原料】青鱼1条。香菇20克，核桃50克，老姜、大葱、醋、酱油、料酒、胡椒粉、食盐各适量。

【制法】青鱼宰杀，刮鳞，去内脏洗净，入沸水锅氽水捞出；香菇洗净切丝，核桃洗净，姜切片，葱切段。盘中放青鱼，放入核桃、香菇、醋、酱油、葱段、姜片、料酒、食盐、胡椒粉。放入蒸锅内，上笼用旺火蒸20分钟取出即可。

【用法】佐餐食用。

【功效】补益脾胃，养肝益肾。适用于脂肪肝患者。

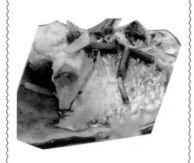

清蒸草鱼

【原料】草鱼300克。食用植物油50克，大葱丝、姜丝、料酒、食盐、胡椒粉各适量。

【制法】将草鱼宰杀，去鳞及内脏，清洗干净；猪板油切丁。盘中放草鱼，放入猪板油丁、葱丝、姜丝、料酒、食盐、胡椒粉。将盘放入蒸锅内，用旺火蒸20分钟取出，即可。

【用法】佐餐食用。

【功效】补肾平肝，祛风补气。适用于脂肪肝，因肝肾虚损引起的腰痛、头晕、足膝酸软等患者。

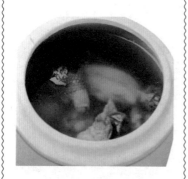

清炖鹌鹑

【原料】鹌鹑1只（约400克）。花椒、葱结、姜片、料酒、食盐各适量。

【制法】将鹌鹑清理干净剁块，入沸水中氽去血水，捞出。炖锅内加水适量，放入鹌鹑块，加葱结、姜片、花椒、料酒旺火烧沸，撇去浮沫。转小火炖至肉烂汤浓，拣去葱结、姜片，加适量食盐调味即可。

【用法】佐餐食用。

【功效】补益五脏，强筋健骨，益精明目。适用于脂肪肝，肝大，肝硬化腹水，浮肿，肥胖型高血压，糖尿病，肝炎等患者。

枸杞里脊丝

【原料】猪里脊肉 250 克，枸杞 50 克，青笋 100克。鸡蛋清 1 只，食盐、料酒、红辣椒丝、水淀粉、食用植物油各适量。

【制法】里脊肉冲洗干净，切成丝，加入食盐、料酒、蛋清、淀粉拌匀上浆待用。青笋洗净，切成丝。枸杞冲洗干净，用水泡软。锅上火倒入油至 5 成热，投入里脊丝划油至熟，倒入漏勺沥油。锅内留少许底油，放入红辣椒丝、青笋丝炒至断生，加入食盐，随后放入里脊丝翻炒均匀，用水淀粉勾芡后起锅装盘。

【用法】佐餐食用。

【功效】滋阴补肾，清热化痰。适用于脂肪肝，体弱乏力，肾虚目眩，高血压等患者。

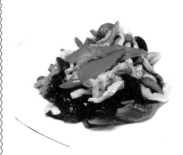

双色蒜蒸虾

【原料】虾 400 克。蒜、食盐、料酒、葱、食用植物油各适量。

【制法】将虾去头留尾，开背去泥肠线，加食盐、料酒腌一会。蒜去皮衣，拍碎，切末；葱洗净，切花。先把虾排放在盘中，撒上碎蒜末拌匀后，入笼蒸熟，取出，撒葱花。锅内放食用植物油，放蒜末爆香至金黄色，淋在虾肉上即可。

【用法】佐餐食用。

【功效】延缓衰老，预防铅中毒。适用于脂肪肝患者。

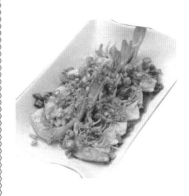

卷心菜炒猪肝

【原料】卷心菜 400 克，猪肝 100 克。植物油、料酒、姜、香油、食盐、白糖各适量。

【制法】卷心菜洗净，去蒂，切成象眼块；猪肝洗净，横刀切成薄片；姜切丝。起油锅，下姜丝炝锅，放猪肝煸炒断生。放入卷心菜，迅速翻炒几下，烹入料酒，调入食盐、白糖，加少许水，翻炒几下，淋入香油，炒匀即成。

【用法】佐餐食用。

【功效】养肝明目，补肾填髓，益智健脑。适用于脂肪肝，病毒性肝病等患者。

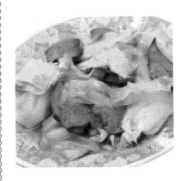

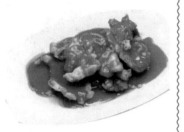

茄汁鱼片

【原料】净青鱼肉 500 克。姜汁、姜米、番茄酱、料酒、啤酒、食盐、白糖、醋、淀粉、食用植物油、香油各适量。

【制法】将青鱼肉批成片，批一片连一刀，批第二片时，将皮切断平摊在盘中，加入姜汁、食盐、料酒腌渍约 10 分钟。锅上火倒入油烧至 6 成热时，将腌好的鱼片拍上干淀粉，下锅用小火划油至熟脆，外表呈金黄色。与炸鱼片的同时，另取一锅倒入少许油，下姜米炸香，放入番茄酱略炒，烹入啤酒，加入白糖烧开，捞入炸好的鱼片，翻炒均匀，烹入醋，淋入香油，出锅装盘即成。

【用法】佐餐食用。

【功效】健脾清胃，养阴润燥，降脂护肝。适用于各种类型脂肪肝患者。

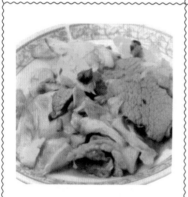

肉片炒卷心菜

【原料】卷心菜 300 克，猪肉（瘦）50 克。植物油、酱油、食盐、白糖、大葱、姜各适量。

【制法】瘦猪肉横刀切成薄片；卷心菜洗净，去蒂切成象眼块；葱切花；姜切丝。净炒锅置火上，放入植物油烧至七成热，放入肉片煸炒断生。再加入葱花、姜丝、酱油、白糖、食盐炒匀，投入卷心菜，用急火快速煸炒断生。

【用法】佐餐食用。

【功效】养肝明目，滋养脏腑，滑润肌肤，补中益气。适用于脂肪肝患者。

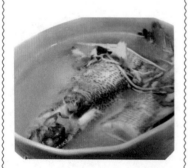

清炖鲈鱼

【原料】鲈鱼 750 克。香菜 30 克，鲜汤、食盐、大葱段、料酒、姜片、胡椒粉、香油各适量。

【制法】将鲈鱼刮鳞洗净后下入开水锅中氽一下捞起沥水；香菜择洗净。起油锅，下葱段、姜片爆锅，炒出香味；随即放入鲈鱼，倒入料酒，加盖稍焖，再加入鲜汤、食盐、胡椒粉，烧沸 5 分钟。改用小火炖烧半小时，待鱼熟透，汤汁呈乳白色时除去葱段、姜片，淋入香油，撒上香菜即可起锅。

【用法】佐餐食用。

【功效】补中益气，利五脏。适用于脂肪肝，心脾两虚，慢性肝炎，肺结核等患者。

薏仁陈皮鸭

【原料】净鸭肉 200 克，冬瓜 500 克，薏苡仁 100 克。陈皮 15 克，葱段、姜片、料酒、食盐、食用植物油各适量。

【制法】将鸭肉冲洗干净，切成长方块，放入沸水中焯烫一下，捞出沥水。薏苡仁淘洗干净，用水泡发。冬瓜去皮，冲洗干净后切成片。锅上火倒入油烧热，投入葱、姜炸香，倒入鸭肉块炒干表面水分，再倒入砂锅中，添加适量清水、薏苡仁烧开，加入料酒用小火炖至鸭肉 8 成熟时，放入冬瓜、食盐，继续炖至鸭肉熟烂入味，加入调味即成。

【用法】佐餐食用。

【功效】疏肝健脾，清热降脂。适用于脂肪肝患者。

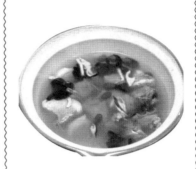

番茄卷心菜牛肉

【原料】牛肉 250 克，番茄 150 克，卷心菜 150 克。料酒、食盐各适量。

【制法】番茄洗净，切成块；卷心菜择洗干净，切成片；牛肉洗净，切成薄片。锅置火上，放入牛肉，加清水旺火烧沸，撇去浮沫。放入料酒，烧至牛肉快熟时，将番茄、卷心菜倒入锅中，炖至菜熟，加入食盐，再略炖片刻，收汁即可。

【用法】佐餐食用。

【功效】生津止渴，健胃消食，清热解毒，凉血平肝。适用于脂肪肝，因肝病引起的体弱消瘦、食欲不振等患者。

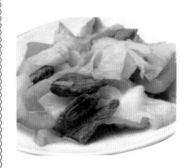

枸杞鲈鱼汤

【原料】鲈鱼 300 克，枸杞 50 克。大葱段、姜片、食盐、料酒各适量。

【制法】鲜鲈鱼去鳞、内脏洗净，鱼身两侧划斜刀，抹料酒及少许食盐，并在鱼肚内塞入葱段、姜片，腌制片刻。取一汤锅，放入鲈鱼、枸杞及水 5 杯。先覆保鲜膜再盖锅盖，以强微波 10 分钟烹煮后，加入食盐调味即可。

【用法】佐餐食用。

【功效】健脾补气，益肾安胎，益肝肾。适用于脂肪肝，肝肾不足等患者。

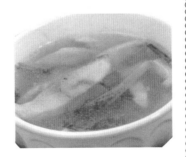

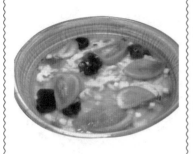

玉米炖瘦肉

【原料】猪瘦肉 500 克，嫩玉米棒 250 克，番茄 2 个。葱段、姜片、料酒、食盐、胡椒粉、食用植物油各适量。

【制法】猪瘦肉改刀成小块。嫩玉米棒剥去外衣，改刀成段。番茄切块。锅上火放油烧热，投入葱段、姜片煸香，下瘦肉块翻炒，烹入料酒，添加清水大火烧开，撇去浮沫，倒入砂锅中炖至猪肉 7 成熟时放入玉米、番茄块，炖约半小时，加入食盐、胡椒粉等调味。

【用法】佐餐食用。

【功效】益肺宁心，健脾开胃，降血压，降血脂，降胆固醇，健脑及防癌抗癌。适用于脂肪肝，高血压等患者。

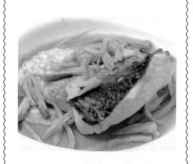

竹笋青鱼

【原料】青鱼肉 500 克，竹笋 80 克。黄酒、葱姜汁、食盐、白糖、酱油、花椒油、香油、植物油各适量。

【制法】青鱼肉洗净切块，放盘内，用黄酒、葱姜汁、食盐拌腌入味，入热油锅中炸至金黄色，捞出控油；竹笋洗净切丝。炒锅加油烧热，烹入黄酒，放入竹笋丝煸炒。倒入青鱼块，再放入白糖、酱油翻炒均匀，加少量水略煮。待汤汁浓稠时淋入花椒油、香油出锅即可。

【用法】佐餐食用。

【功效】养肝益肾，开胃健脾。适用于脂肪肝患者。

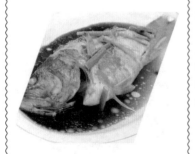

红烧鲈鱼

【原料】鲈鱼 1 条。姜末、花生油、食盐、生粉、老抽、白糖各适量。

【制法】鲈鱼去鳞及内脏，洗净，两面鱼身划上花刀。起油锅，爆香姜末，下鲈鱼煎香煎熟，盛起。另起油锅，加食盐、白糖、生粉、老抽和少许水，煮成芡汁；把煎好的鱼倒入芡汁内，颠翻均匀，使鱼四周挂汁，再煮沸即可。

【用法】佐餐食用。

【功效】补五脏，益筋骨，和肠胃，治水气。适用于脂肪肝，心脾两虚，肝肾不足引起的心慌、心悸、失眠、多梦、健忘、乏力、津亏口渴、自汗或慢性腹泻，慢性肝炎，肺结核等患者。

葱白鸡蛋猪肝汤

【原料】猪肝 150 克，鸡蛋 2 只。葱白约 50 克，姜片、食盐、料酒、胡椒粉、食用植物油各适量。

【制法】猪肝洗净，切成薄片。葱白洗净，切碎。鸡蛋磕入碗中，搅匀待用。炒锅上火倒入油至 6 成热，投入姜片煸炒出香味，放入猪肝片略炒，烹入料酒，加入食盐，继续炒制片刻，再加入适量清水大火烧开，转小火煮至猪肝将要熟透时，加入切碎的葱白、鸡蛋搅匀，略煮片刻，用调味，撒入胡椒粉即成。

【用法】佐餐食用。

【功效】补肝，养血，明目，降脂。适用于脂肪肝，夜盲症，视力减退，高脂血症等患者。

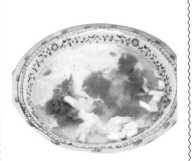

青鱼菠菜汤

【原料】菠菜 100 克，青鱼 200 克。鲜汤、料酒、大葱丝、姜丝、食盐、胡椒粉、香油各适量。

【制法】菠菜洗净切段；青鱼取肉切片。起汤锅，锅内加鲜汤、葱丝、姜丝、料酒、食盐、烧沸。下入鱼片滑透至熟后下入菠菜、胡椒粉烧沸；盛入汤碗内，加香油即可。

【用法】佐餐食用。

【功效】补虚养身，养肝益肾。适用于肝病患者。

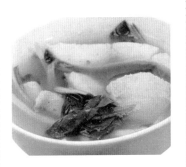

鲤鱼红豆汤

【原料】鲤鱼 500 克，红豆 30 克，冬瓜 200 克。大葱段、姜片、胡椒粉、食盐各适量。

【制法】将鱼去鳞、鳃及内脏，洗净；冬瓜洗净后切块。净锅置火上，加入适量清水，加红豆、冬瓜、姜片、葱段、胡椒粉、食盐煮沸。下鲤鱼，煮 10 分钟即可。

【用法】佐餐食用。

【功效】健脾利水，消肿止泻，清热利湿。适用于脂肪肝，肾炎水肿，肝硬化腹水等患者。

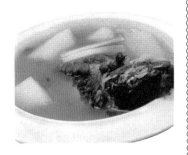

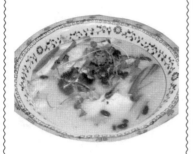

大蒜炖生鱼

【原料】活乌鱼1条（约500克）。大蒜瓣150克，葱姜丝、鲜味酱油、食用植物油各适量。

【制法】将乌鱼清理干净，在鱼头部两侧各切一刀，不要切断，从尾部向上将鱼肉取下，并将鱼皮朝下，将鱼肉批成片。大蒜瓣去皮，用刀稍拍一下。将鱼片放入瓦钵中，上放大蒜瓣、葱姜丝，淋入少许食用植物油，添加少许清水，隔水炖熟。食用时可蘸取酱油。

【用法】佐餐食用。

【功效】健脾，利水，消肿，降脂。适用于脂肪肝，慢性肝炎导致的水肿等患者。

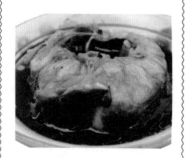

酱汁青鱼

【原料】青鱼250克。香菜叶、黄酱、葱段、姜片、绍酒、白糖、胡椒粉、上汤、花生油各适量。

【制法】将净青鱼切块，抹上绍酒腌制。起油锅，下入鱼炸至金黄色，入漏勺沥油。起油锅，下葱姜煸香，下入黄酱，炒透出香，烹入绍酒、上汤，加白糖、胡椒粉，下入炸好的鱼烧沸，加盖，改用小火焖10分钟，将鱼翻身，再焖10分钟。待鱼已烧透入味，将鱼取出沥净汤汁盛入盘中。捡去锅内葱段、姜片，旺火将汁收浓，浇在鱼上，撒上香菜叶即可。

【用法】佐餐食用。

【功效】养肝益肾，增强抵抗力。适用于脂肪肝，因肝肾虚损引起的腰痛、头晕、足膝酸软等患者。

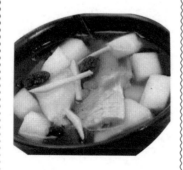

冬瓜鲤鱼汤

【原料】鲤鱼450克。大枣10克，枸杞15克，冬瓜200克，姜、食盐各适量。

【制法】大枣、枸杞洗净；冬瓜去皮去瓤，切块；姜切丝。鲤鱼宰杀，去鳞、鳃及内脏，洗净切块。锅中放入大枣、枸杞、冬瓜、姜丝和1500毫升水，用小火煮至冬瓜熟透，放入鱼块，转大火煮沸，至鱼块熟透，加食盐调味。

【用法】佐餐食用。

【功效】滋补肝肾，清热解毒，利湿退黄。适用于脂肪肝，肝硬化，黄疸型肝炎等患者。

芋头排骨煲

【原料】芋头 400 克,小排骨 300 克。蒜 2 瓣、植物油、料酒、酱油、食盐、胡椒粉各适量。

【制法】小排骨剁段洗净,拌入料酒、酱油腌 10 分钟,入热油锅中炸至变色,捞出沥油。芋头去皮洗净、切小块,放入热油锅中炸过捞出。起油锅,炒香蒜瓣,放入小排骨,加入适量胡椒粉、料酒、清水烧沸,放入芋头改小火煮 20 分钟,收汁,加食盐调味即可。

【用法】佐餐食用。

【功效】开胃生津,消炎镇痛,补气益肾。适用于脂肪肝,肝癌等患者。

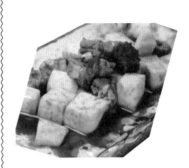

葱烧黄鱼

【原料】小黄鱼 500 克。大葱段、食盐、酱油、醋、植物油各适量。

【制法】黄鱼去除鱼鳞及内脏,洗净,均匀涂抹上食盐。锅中倒入植物油,烧热后,放入黄鱼煎至两面金黄。加入葱段、醋、酱油、食盐及适量清水,烧至汤汁收干即可。

【用法】佐餐食用。

【功效】滋补肝肾,清热解毒,利湿退黄。适用于脂肪肝患者。

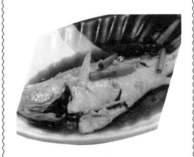

鱼茸蒸豆腐

【原料】鲫鱼 120 克,豆腐 200 克。淀粉 10 克,食盐、小葱粒、生抽、胡椒粉、植物油各适量。

【制法】鲫鱼宰杀,去鳞、鳃及内脏,洗净,片取净肉剁蓉,加入食盐拌匀。放干淀粉、清水适量调成糊状;边拌鱼蓉边加粉糊,再放入葱粒、豆腐、食盐、干淀粉拌匀;生抽、胡椒粉、植物油调成味汁。烧沸蒸锅,放入鱼蓉豆腐,用中火蒸约 15 分钟取出,淋上味汁,即可。

【用法】佐餐食用。

【功效】养肝益气,强身健体。适用于脂肪肝,肝肾亏虚,精血不足,脾气虚弱等患者。

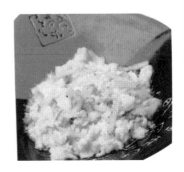

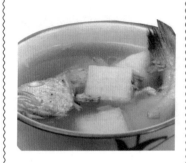

冬瓜黄鱼汤

【原料】小黄鱼 500 克，冬瓜 150 克，猪腿肉 75 克。葱段、姜片、蒜片、绍酒、食盐各适量。

【制法】小黄鱼刮鳞、去鳃及内脏，洗净沥水；猪腿肉切片；冬瓜去皮、去瓤切块。架汤锅，加适量清水，放入葱段、姜片、蒜片、绍酒、猪肉、冬瓜一起煮沸。再放入小黄鱼大火煮沸，再转小火熬煮至熟，下食盐调味即可。

【用法】佐餐食用。

【功效】利膈爽胃，解毒透疹，养肝明目。适用于脂肪肝患者。

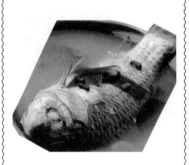

鲫鱼赤小豆汤

【原料】鲫鱼 500 克，胡萝卜 100 克，海带（鲜）50 克，赤小豆 30 克。蜜枣、陈皮、食盐、姜片各适量。

【制法】鲫鱼活杀，去鳞、鳃及内脏，洗净；海带洗净切丝；胡萝卜切成小块。锅内加适量的水煮沸，放入鲫鱼、胡萝卜、海带、赤小豆、蜜枣、陈皮、姜片，煲 2 小时左右。放适量的食盐调味即可。

【用法】佐餐食用。

【功效】健脾渗湿，利水消肿。适用于脂肪肝，急性黄疸型肝炎患者。

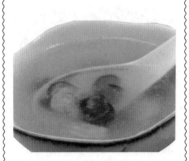

海参虾肉汤

【原料】虾肉 60 克，海参 150 克。姜、葱、植物油、食盐各适量。

【制法】将虾肉洗净，沥干水；将发好的海参洗净切丝；姜洗净，切姜丝；葱去须洗净，切葱花。起油锅烧热，加清水适量，旺火煮沸；海参放入沸水锅内，小火煮 1 小时。放入虾肉、姜丝煮 20 分钟，放葱、食盐调味即可。

【用法】佐餐食用。

【功效】补益肝肾，养血润燥。适用于脂肪肝，高血压等患者。

菠菜黄鱼羹

【原料】小黄鱼 300 克，菠菜 60 克，紫菜 20 克。鲜汤、香油、大葱丝、姜丝、湿淀粉、胡椒粉、料酒、食盐各适量。

【制法】菠菜洗净切段；小黄鱼取肉，剁鱼泥；紫菜浸洗干净。起汤锅，锅内加鲜汤、葱丝、姜丝、料酒、食盐、烧沸。接着下入鱼泥滑透至熟后下入菠菜、紫菜、胡椒粉烧沸，用湿淀粉勾芡；盛入汤碗内，加香油即可。

【用法】佐餐食用。

【功效】暖胃和中，平降肝阳，益肠明目。适用于脂肪肝，虚劳，风虚头痛，肝阳上亢，高血压，头痛，久疟等患者。

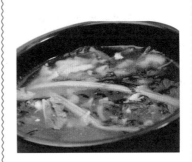

红枣鲫鱼汤

【原料】鲫鱼 500 克，红枣 30 克，冬瓜皮 30 克。姜、食盐各适量。

【制法】将鲫鱼活杀，去鳞、鳃及内脏，洗净。红枣洗净，姜洗净切片，冬瓜皮洗净。把全部用料一齐放入锅内，加清水适量，旺火煮沸，转小火煮 3 小时，加食盐调味即可。

【用法】佐餐食用。

【功效】健脾渗湿，利水消肿。适用于脂肪肝，肝硬化腹水，营养不良性水肿属脾虚水湿内停等患者。

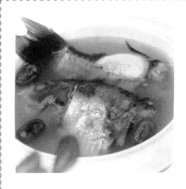

蛤蜊蛋

【原料】蛤蜊 300 克，鸡蛋 200 克。食盐、黄酒、食用植物油、葱花各适量。

【制法】蛤蜊泡于食盐水中，待吐沙后洗净，置于盘中，覆上微波薄膜，放入微波炉中高火加热 2.5 分钟取出，倒出蛤蜊汤汁。鸡蛋打散，加入黄酒、食用植物油、食盐和蛤蜊汁搅拌均匀，取滤网过滤于深碗中，覆上微波薄膜，放入微波炉中中火加热 4 分钟取出。蛤蜊排于蒸蛋上，覆上微波薄膜，放入微波炉中中火加热 6 分钟取出，撒上葱花即可。

【用法】佐餐食用。

【功效】补阴益血，除烦安神，软坚散结，滋润五脏。适用于脂肪肝患者。

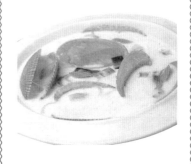

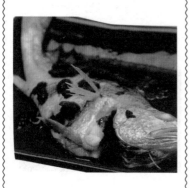

酱烧小黄鱼

【原料】小黄鱼 500 克。大蒜、甜面酱、白糖、湿淀粉、食盐、料酒、花生油、香油各适量。

【制法】将小黄鱼去鳞及内脏洗净；蒜切粒。锅内加花生油烧热，放入小黄鱼炸酥，捞出沥油。锅内留少许油，加入甜面酱、蒜粒炒香，放入水、小黄鱼，再加食盐、料酒、白糖，小火烧入味，加湿淀粉勾芡，大火收汁，淋上香油，起锅装盘即可。

【用法】佐餐食用。

【功效】补益肝肾，养肝明目。适用于脂肪肝，肝肾不足，眩晕耳鸣，两目干涩，视物昏花等患者。

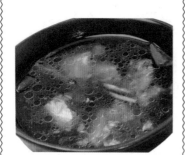

川草鱼

【原料】草鱼 300 克，香菜段 20 克。大葱、白酒、食盐、姜、红尖辣椒、酱油、白糖、食用植物油各适量。

【制法】草鱼宰杀；辣椒洗净切丝，葱一半切段，一半切丝；姜少部分切片，大部分切丝。将草鱼放入锅中，放入葱段、白酒、食盐、姜片，加水，大火煮沸 1 分钟；立刻熄火焖 5 分钟到鱼肉熟后取出放在盘内，煮鱼的汤汁备用。将油锅烧热，放入葱丝、姜丝、红辣椒丝炒香；放入酱油、白糖、煮鱼汁，放入熟鱼肉、嫩姜丝，稍煮，撒香菜段即可。

【用法】佐餐食用。

【功效】暖胃和中，平降肝阳，益肠明目。适用于脂肪肝，虚劳，风虚头痛，肝阳上亢等患者。

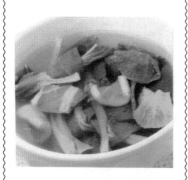

白烩鱿鱼丝

【原料】鱿鱼（鲜）500 克，香菇（鲜）25 克，小白菜 250 克。姜、食盐各适量。

【制法】将鱿鱼切块打成花刀，香菇洗净切片，小白菜洗净切段，姜切末。将鱿鱼投入沸水中氽一下，捞出。起汤锅，加适量水和姜末煮沸，放入鱿鱼、香菇煮至鱿鱼熟透，再放入小白菜稍煮，加食盐调味即可。

【用法】佐餐食用。

【功效】补中益气，平肝利尿，提高免疫力。适用于脂肪肝，大三阳等患者。

赤豆草鱼汤

【原料】草鱼 300 克，冬瓜 200 克，赤豆 50 克。姜片 8 克，食盐 5 克，食用植物油适量。

【制法】将冬瓜洗净，切块；赤豆洗净；将草鱼去鳞、腮、内脏，洗净，剁块。往烧锅下食用植物油烧热，放入草鱼块煎至两面金黄色，再铲出沥油。将赤豆、冬瓜、草鱼、姜片一起放入砂锅内，加入适量清水，中火煲 40 分钟，加食盐调味即可。

【用法】佐餐食用。

【功效】降脂消肿。适用于脂肪肝，肾病，水肿，脚气病，动脉硬化，冠心病，肥胖等患者。

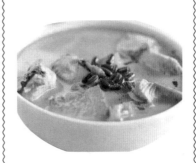

椰汁芋头蒸排骨

【原料】芋头 300 克，猪排骨（大排） 300 克。椰子 1 只，酱油、料酒、食盐、干红辣椒、葱花、姜末各适量。

【制法】椰子钻一个小孔，把椰汁倒出；排骨洗净剁段，汆去血水；芋头去皮洗净，切成小块。将芋头块和排骨放入大碗中，加酱油、料酒、食盐、干红辣椒、姜末和鲜椰汁拌匀，腌制 15 分钟。将腌制好的芋头块和排骨装盘，放入蒸锅中，用旺火蒸半小时取出，撒入葱花即可。

【功效】养肝脾，补气血。适用于脂肪肝，肝病体弱等患者。

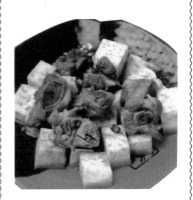

木瓜甲鱼

【原料】甲鱼 200 克，木瓜 200 克，豆腐 100 克。食盐、葱、姜、湿淀粉、香油、植物油各适量。

【制法】将甲鱼宰杀，清理干净，斩成块；豆腐切块；木瓜去瓤、去皮洗净，切块；葱切段；姜切片。炒锅置火上，加植物油烧至五成热，放入甲鱼块煸干血水。将木瓜、豆腐、葱段、姜片放入锅中，加水适量，改用小火加盖焖至甲鱼软糯，待汤汁浓稠时，加湿淀粉勾芡推匀，加食盐、调味，淋香油，起锅即可。

【用法】佐餐食用。

【功效】滋阴保肝，降酶降脂。适用于脂肪肝，肝病，高脂血症，动脉硬化等患者。

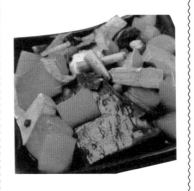

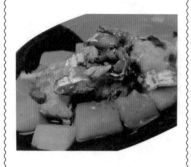

木瓜烧带鱼

【原料】木瓜 100 克，带鱼 300 克。姜丝、葱花、醋、食盐、酱油、料酒各适量。

【制法】带鱼去头、尾、内脏，洗净，切长 3 厘米的段。木瓜去皮、瓤，切成长 3 厘米、厚 2 厘米的块。将带鱼和木瓜一同放入汤锅内，加入姜丝、醋、食盐、酱油、料酒和适量清水，置旺火上烧沸，改小火炖至鱼肉熟，收汁，撒葱花即可。

【用法】佐餐食用。

【功效】滋阴保肝，降酶，降脂。适用于脂肪肝，高脂血症，动脉硬化等患者。

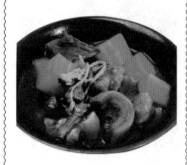

清炖羊肉

【原料】羊肉 500 克。大葱 25 克，香菜 25 克，萝卜、姜、香油、食盐、醋、胡椒粉各适量。

【制法】将羊肉剁成 2.5 厘米见方的块；香菜洗净切段；姜用刀拍破；葱一部分切丝，一部分切段；萝卜洗净切大块。羊肉用开水氽去血污，洗净，倒入陶制盆内，加入姜、葱段、萝卜、开水，再放在锅内的小铁架上，锅内加适量的水。盖紧锅盖，烧至肉烂时撇去浮油，捞去葱、姜、萝卜，吃时加入葱丝、香菜、醋、胡椒粉、香油、精盐等调味即可。

【用法】佐餐食用。

【功效】壮胃健脾，温中补脾。适用于脂肪肝，肾阳虚所致的腰膝酸软冷痛、阳痿等患者。

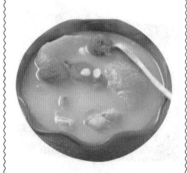

雪梨猪骨汤

【原料】猪脊骨 300 克。雪梨 500 克，猪瘦肉 100 克，杏仁 10 克，老姜、食盐各 5 克。

【制法】先将猪脊骨、猪瘦肉斩件；雪梨洗净，切件去核；姜去皮。在砂锅内放适量清水煮沸，放入猪脊骨、猪瘦肉氽去血渍，倒出，用温水洗净。用砂锅装水，用大火煲沸后，放入猪脊骨、猪瘦肉、雪梨、老姜、杏仁，煲 2 小时，调入食盐、即可。

【用法】佐餐食用。

【功效】降低人体内胆固醇的含量，降低心脏病等慢性病的发病危险。适用于脂肪肝患者。

陈皮牛肉

【原料】牛肉 300 克。陈皮 20 克，葱、蒜、姜、鸡汤、料酒、食用植物油、酱油、食盐、香油、花椒各适量。

【制法】牛肉切片；葱挽结；将蒜去皮，切片；姜去皮，切片。锅内放食用植物油烧至八成热时，下肉片炒干水分，取出沥油。锅内放食用植物油烧热，放入葱结、姜片、花椒爆香，捞出葱结、姜片、花椒，放牛肉，加蒜片、料酒、酱油、食盐、陈皮、鸡汤，用小火焖至松软，转大火收干汤汁，淋入香油即可。

【用法】佐餐食用。

【功效】理气和中，燥湿化痰。适用于脂肪肝，脾胃气滞，脘腹胀满，消化不良，食欲不振，咳嗽痰多等患者。

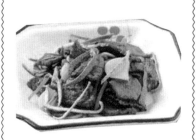

木瓜乌鸡汤

【原料】乌鸡 400 克，木瓜 500 克，猪脊骨 200 克，猪瘦肉 150 克。红枣 10 克，老姜 5 克，食盐 5 克。

【制法】将猪脊骨、猪瘦肉、乌鸡斩件；木瓜去皮、籽，切块。在锅内放适量清水煮沸，放入猪脊骨、猪瘦肉、乌鸡汆去血渍，倒出洗净。用砂锅装水，用大火煲滚后，放入猪脊骨、木瓜、猪瘦肉、乌鸡、红枣、老姜，煲 2 小时调入食盐后即可。

【用法】佐餐食用。

【功效】滋养肝肾，养血益精，健脾固冲。适用于脂肪肝，体虚血亏的产妇及肝肾不足、脾胃不健等患者。

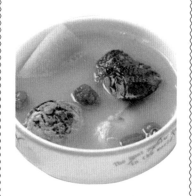

花生木瓜脊骨汤

【原料】猪脊骨 600 克，花生 200 克，木瓜 300 克，姜 10 克，猪瘦肉 100 克，食盐适量。

【制法】将木瓜去皮、去籽，切块；猪瘦肉、猪脊骨斩件；姜去皮。在砂锅内放适量清水煮沸，加入猪瘦肉、猪脊骨汆去血渍，倒出，用温水洗净。砂锅内放入猪瘦肉、猪脊骨、木瓜、花生、姜，加入适量清水，煲 2 小时，调入食盐、即可食用。

【用法】佐餐食用。

【功效】健脾消食。适用于脂肪肝患者。

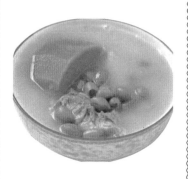

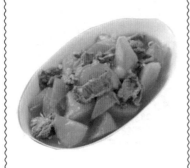

番茄烧牛肉

【原料】牛肉250克，番茄400克。香葱、姜、蒜、淀粉、食用植物油、酱油、番茄酱、食盐、糖各适量。

【制法】牛肉洗净切片后加酱油、食用植物油、清水、淀粉拌匀，腌渍30分钟；番茄洗净，切块；姜去皮，切末；蒜拍碎，切末；葱洗净，切花。在锅内放食用植物油烧热，放牛肉炒至八成熟时取出。在锅内放食用植物油烧热，入姜末、蒜末、番茄块，翻炒约2分钟，加清水及食盐、番茄酱、糖，番茄煮烂后加牛肉略炒，用水淀粉勾芡，出锅后撒葱花即可。

【用法】佐餐食用。

【功效】提高机体抗病能力。适用于脂肪肝患者。

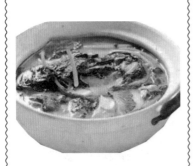

茼蒿鱼头汤

【原料】茼蒿250克，鳙鱼头1个。姜2片，食用植物油、食盐各适量。

【制法】将茼蒿洗净；鳙鱼头去鳃洗净，用刀剖开。将炒锅上火，放食用植物油烧热，将鳙鱼头煎至微黄色。煲内加水适量，用大火煮沸，放入鳙鱼头、姜片，转用中火继续煲沸10分钟，再放入茼蒿，待熟时加入食盐调味即成。

【用法】佐餐食用。

【功效】保护心血管系统。适用于脂肪肝患者。

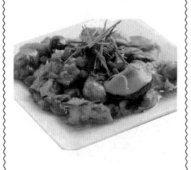

香菇蒸滑鸡

【原料】鸡肉400克，干香菇20克。姜、葱、酱油、食盐、鱼露、食用植物油、枸杞、淀粉、料酒各适量。

【制法】将鸡肉洗净，切小块；香菇用水泡发后洗净，切块；葱、姜切丝备用。将姜丝拌入鸡块中，加食盐、酱油、鱼露、淀粉、料酒、食用植物油，腌渍半小时。加香菇、葱丝、枸杞，上锅蒸10分钟后盖上盖，焖3分钟即可。

【用法】佐餐食用。

【功效】增强体力，强壮身体。适用于脂肪肝患者。

山药玉米排骨汤

【原料】甜玉米 300 克，排骨 500 克，山药 200 克。葱、姜、料酒、食盐各适量。

【制法】将排骨洗净，剁成小段；甜玉米切段，山药切块；葱切丝，姜切片。往砂锅内放适量清水煮沸，放排骨余去血渍，倒出，用温水洗净。往砂锅内放适量温水，放排骨，中火煮沸煲 40 分钟，放入玉米、山药、葱丝、姜片，加料酒，转小火继续煮 40 分钟，加食盐调味即可。

【用法】佐餐食用。

【功效】降低血糖。适用于脂肪肝患者。

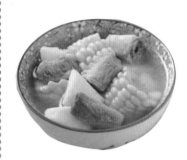

猪肘焖黄豆

【原料】黄豆 50 克，猪肘 500 克。姜、葱、食盐各适量。

【制法】姜切片；葱切花；猪肘斩件，入开水中余一下洗净；黄豆提前在水中泡透。高压锅内放入黄豆、猪肘、姜片，加入适量水，煮 20 分钟。打开锅盖，放入葱花，加食盐调味即可。

【用法】佐餐食用。

【功效】健胃消食，生津止渴，润肠通便。适用于脂肪肝患者。

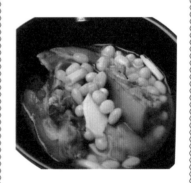

花生凤爪汤

【原料】花生 100 克，鸡爪 150 克。姜片、食盐、食用植物油、胡椒粉、料酒各适量。

【制法】将花生用温水泡软，洗净沥干水分；新鲜鸡爪用沸水烫透，脱去黄皮，斩去爪尖，洗净备用。将锅上火烧热，加食用植物油，放入鸡爪煸炒，再下姜片，加入适量清水，放食盐、料酒。用大火煮沸 10 分钟，放入花生仁，再煮 10 分钟，改用中火，撇去浮沫，待鸡爪、花生熟透时，撒上胡椒粉，起锅即可。

【用法】佐餐食用。

【功效】软化血管，美容，增强记忆，抗老化，延缓脑功能衰退，滋润皮肤。适用于脂肪肝患者。

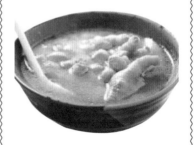

第三节 五谷杂粮类

五谷杂粮含有较多的 B 族维生素，可以影响末梢神经，能解除恶心等身体不适，对肝病患者大有益处。另外五谷杂粮中还含有丰富的维生素 D。维生素 D 是调节骨骼代谢的重要元素之一，缺少时便会影响肠道与肾脏对钙的吸收。当患脂肪肝时，会影响体内维生素 D 的活性化，因此食用五谷杂粮对肝病患者有重要的食疗作用。但是五谷杂粮富含膳食纤维，大部分不易消化，并非食用越多越好，适当的食用对身体更为有利。

椒盐玉米粒

【原料】嫩玉米粒 500 克，青、红椒各 1 个。食盐、花椒食盐、干淀粉、食用植物油各适量。

【制法】玉米粒冲洗干净，入沸水锅中焯烫一下，沥水后加入适量食盐拌和后放置约 15 分钟，再加入干淀粉拌匀。青、红椒去蒂、去籽，冲洗后分别切成粒待用。锅上火倒入油至 7 成热，投入玉米粒炸至酥脆时，倒入漏勺沥油。锅中留少许底油，投入青红椒粒、花椒食盐、玉米粒翻炒均匀，起锅装盘即成。

【用法】佐餐食用。

【功效】调中开胃，降压降脂，降低尿酸。适用于脂肪肝，痛风，高血压，高脂血症等患者。

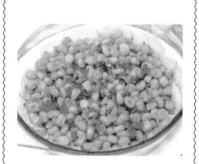

银耳菊花粥

【原料】干银耳 30 克，糯米 150 克，菊花 10 克，枸杞、糖各适量。

【制法】将银耳洗净，泡发，摘成小朵；菊花洗净；糯米用清水洗净，浸泡 1 小时。将砂锅内放适量清水，中火煮沸，放入糯米，改用小火煲至糯米开花。再投入银耳、菊花、枸杞，调入糖，继续用小火煮 15 分钟即可食用。

【用法】佐餐食用。

【功效】疏散风热，清肝明目，清热解毒。适用于脂肪肝患者。

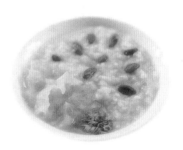

赤小豆山药粥

【原料】山药（干）50 克，赤小豆 50 克，白糖 20 克。

【制法】把赤小豆淘洗净，山药用温水浸润切块。赤小豆入锅，加水适量，煮至半熟。放入山药块，继续煮至熟烂，加入白糖即成。

【用法】佐餐食用。

【功效】健脾益气，除湿退黄。适用于脂肪肝，急性黄疸型肝炎等患者。

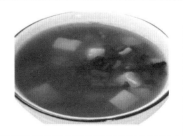

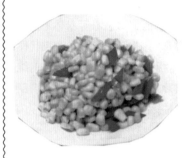

珠落玉盘

【原料】嫩玉米粒 300 克，青、红柿椒各 2 个。食盐、白糖、食用植物油各适量。

【制法】玉米粒用水冲洗干净，沥水待用。青、红椒去蒂、去籽，冲洗后分别切成粒待用。锅上火倒入油至 7 成热，投入玉米、青红椒粒，加入少许食盐、白糖炒制，沿锅边溜入少许清水，炒至玉米粒断生，加入调味即成。

【用法】佐餐食用。

【功效】调中开胃，降脂降压，降低尿酸。适用于脂肪肝，高脂血症，痛风，高血压等病症的患者。

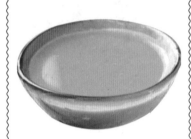

小米黑芝麻糊

【原料】小米 100 克，黑芝麻 50 克，姜适量。

【制法】将小米淘洗干净，用清水浸泡 3 小时；黑芝麻洗净；姜去皮，洗净，切片。将小米、黑芝麻、姜一起放入豆浆机中，加适量清水，接通电源，启动豆浆机。待糊成，搅匀盛出即可。

【用法】佐餐食用。

【功效】滋阴养血，补益虚损，除热解毒。适用于脂肪肝患者。

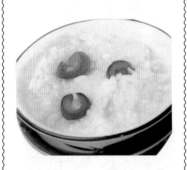

大蒜海参粥

【原料】大蒜 30 克，水发海参 50 克，大米 100 克。

【制法】将大米洗净，用清水浸泡 1 小时；大蒜去皮，切两半。水发海参洗净，切长片。锅内加水 1000 毫升，放入大米烧沸，加入海参、大蒜，用小火煮成粥即可。

【用法】佐餐食用。

【功效】补益肝肾，养血润燥。适用于脂肪肝，肝癌等患者。

番茄炒面

【原料】面条 500 克，番茄酱 50 克，洋葱丝 200克。食盐、植物油各适量。

【制法】锅上火，放入清水烧开，加入面条煮熟，捞出，放入冷水中浸凉，沥干水分。炒锅上火，放入油烧热，放入番茄酱煸炒出红油后，加入食盐、面条翻炒，再用小火焖一小会儿，放入洋葱丝，炒出葱香即成。

【用法】作主食食用。

【功效】健胃消食，生津润肠。适用于脾气虚弱型脂肪肝，高脂血症等患者。

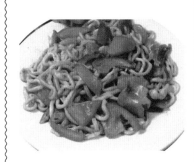

木耳大枣羹

【原料】黑木耳 50 克，大枣 20 枚，红糖 20 克。

【制法】将黑木耳拣去杂质，用温水泡发，洗净，放入砂锅，加洗净的大枣及清水，大火煮沸，改用小火煨 1 小时，待黑木耳、大枣酥烂成糊状时将枣核夹出，加红糖，拌和均匀，再煮至沸即成。

【用法】佐餐食用。

【功效】益气补血，散瘀降脂。适用于脾气虚弱型脂肪肝患者。

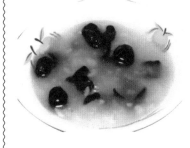

番茄烧豆

【原料】黄豆 350 克，番茄 150 克。食用植物油、清汤、湿淀粉、食盐各适量。

【制法】黄豆用水泡透，煮熟去皮；番茄在沸水中烫一下，去皮，切成碎块。油烧热，放入番茄块煸炒。再放入熟黄豆、食盐、清汤同烧，至熟时用湿淀粉勾芡即可。

【用法】佐餐食用。

【功效】益气养血，健脾宽中。适用于脂肪肝患者。

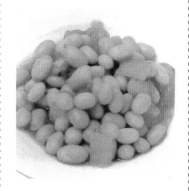

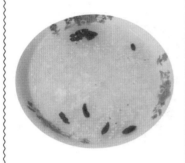

芝麻枸杞粥

【原料】粳米 100 克，黑芝麻 10 克，枸杞 10 克。

【制法】将粳米淘洗干净，用清水浸泡约 30 分钟。分别将黑芝麻、枸杞用水冲洗干净待用。将粳米放入锅中，添加适量清水如常法煮粥，待米煮至开花时，放入黑芝麻、枸杞，煮至粥成时即可。

【用法】佐餐食用。

【功效】降糖降脂，滋补肝肾，润肠通便。适用于脂肪肝，高脂血症，糖尿病，习惯性便秘等病症的患者。

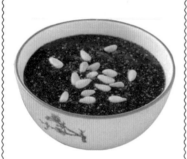

松仁芝麻糊

【原料】黑芝麻 100 克，松子仁 20 克，糖 50 克，马蹄粉 30 克，食用植物油 30 毫升。

【制法】将松子仁用食用植物油炒熟，盛起滤油。将黑芝麻磨碎，马蹄粉加凉水拌成粉浆。把芝麻粉放入 800 毫升沸水中煮沸 10 分钟。倒入马蹄粉勾芡，加入糖，撒上松子仁即可。

【用法】佐餐食用。

【功效】益肝，补肾，养血，润燥，促进人体生长发育和维持生理功能的需要，促进体内的糖、脂肪、蛋白质三大物质的代谢，调节酸碱平衡。适用于脂肪肝患者。

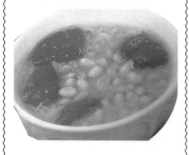

番茄煮黄豆

【原料】黄豆 20 克，番茄 50 克，鸡蛋 1 个，食盐、牛油、白糖、番茄酱各适量。

【制法】鲜番茄去皮切块；黄豆泡发后煮熟；鸡蛋打散。烧锅下牛油，放黄豆煸炒。加入清水、番茄、鸡蛋液、食盐、白糖、番茄酱，用小火煮 8 分钟即成。

【用法】佐餐食用。

【功效】清热解毒，凉血平肝。适用于脂肪肝患者。

无花果山楂粥

【原料】粳米 50 克，鲜无花果 6 枚，山楂 5 枚。

【制法】将粳米淘洗干净，用清水浸泡约 30 分钟。无花果冲洗干净，切成小块。山楂冲洗干净，去核，切成小块。将粳米放入锅中，添加适量清水如常法煮粥，待米煮开花时，投入无花果、山楂，煮至粥成时即可。

【用法】佐餐食用。

【功效】健脾消食，活血化瘀，降糖降脂，抗癌。适用于脂肪肝，高脂血症，糖尿病，消化不良等病症的患者。

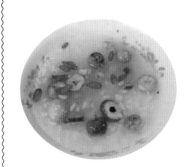

薏米猪血粥

【原料】大米 100 克，薏米 50 克，猪血 300 克。料酒、葱、姜、食盐各适量。

【制法】猪血切丁；大米浸泡 30 分钟；薏米洗净，泡片刻；葱洗净，切花；姜去皮，切丝。砂锅内加适量清水煮沸，加大米、姜丝，大火煮沸，再改小火煮 20 分钟，加薏米煮至米粒熟烂，加猪血煮熟。加食盐和葱花调味即可。

【用法】佐餐食用。

【功效】降脂。适用于脂肪肝患者。

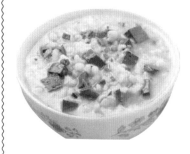

腐竹猪红粥

【原料】猪红 300 克，大米 100 克，淡菜 15 克，腐竹 50 克。食盐、葱花、胡椒粉各适量。

【制法】大米洗净，沥干水，加少许食盐拌腌；猪红切成长条，放入水中浸泡；腐竹和淡菜分别泡发、洗净，腐竹切段，淡菜撕细条。锅内加入约 1000 毫升冷水，将大米放入，用旺火煮沸；放入腐竹及淡菜，改小火煮半小时后，放入猪红条，改旺火煮沸。加葱花及胡椒粉调味，即可盛起食用。

【用法】佐餐食用。

【功效】清热利湿，消肿除痹，润肌肤。适用于脂肪肝患者。

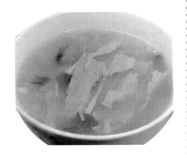

粗粮饭

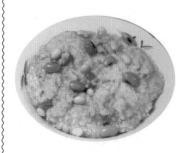

【原料】粟米 150 克，高粱米、玉米、荞麦各 100 克。

【制法】分别将粟米、高粱米、玉米、荞麦淘洗干净，并用水浸泡 30 分钟待用。将玉米放入锅中，添加适量清水大火烧沸，转小火将玉米煮软，再加入高粱米、粟米、荞麦搅拌均匀，并加入适量清水，如常法煮饭。待煮沸后，转用小火将杂粮饭焖至香熟即成。

【用法】佐餐食用。

【功效】健脾除湿，消积下气，祛瘀降浊。适用于脾气虚弱型脂肪肝，高脂血症，高血压等患者。

虾皮紫菜粥

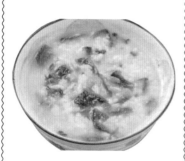

【原料】大米 100 克，紫菜 10 克，虾皮 20 克，食盐 2 克。

【制法】大米洗净，浸泡 30 分钟；虾皮洗净；将紫菜用清水泡软，捞出沥水。砂锅内加适量清水煮沸，倒入大米，煮沸，加虾皮、紫菜，改小火熬煮至粥成。加食盐调味即可盛出。

【用法】佐餐食用。

【功效】降脂，补血，消水肿。适用于脂肪肝，贫血，水肿等患者。

红烧黄豆排骨

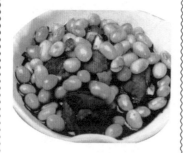

【原料】黄豆 200 克，猪排骨 600 克。大葱段、食用植物油、酱油、食盐、料酒、冰糖、姜片各适量。

【制法】将排骨洗净斩件，入沸水中余去血水；黄豆用水浸泡 2 小时。起油锅，放入葱段、姜片爆香，加入排骨、黄豆、酱油、食盐、料酒、冰糖及适量清水。用旺火煮沸后转中火焖 10 分钟，收汁即可。

【用法】佐餐食用。

【功效】滋阴壮阳，益精补血。适用于脂肪肝患者。

窝窝头

【原料】玉米面300克，白糖少量。

【制法】将玉米面放入小盆中，加入少量白糖和适量水拌匀，揉好面后，搓成形状大小一致的窝窝头，上蒸笼蒸熟即可。

【用法】作主食，量随意。

【功效】健脾开胃，利尿消肿，降血压，降血脂（久食有效），防癌抗癌。适用于脂肪肝，高血压，高脂血症，冠心病，肥胖症等病症的患者。

猪肝山楂粥

【原料】粳米80克，花生仁50克，猪肝40克，山楂40克，黑芝麻30克，食盐适量。

【制法】将粳米洗净，浸泡30分钟；猪肝洗净，切片；山楂洗净，切块。将花生仁、黑芝麻放进砂锅内，加适量清水，煮1小时，至花生米熟。放入粳米煮约30分钟，放入猪肝，煮10分钟，加食盐调味即可。

【用法】佐餐食用。

【功效】增强人体的免疫反应，抗氧化，防衰老，能抑制肿瘤细胞的产生，辅助防治急性传染性肝炎。适用于脂肪肝患者。

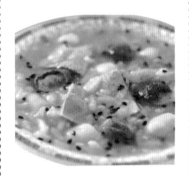

胡萝卜芹菜饭

【原料】胡萝卜10克，大米50克，芹菜5克。食盐、香油各适量。

【制法】先将胡萝卜洗净，切丝；芹菜洗净沥水，切成末。将大米淘洗干净，放入电饭锅中，加水500毫升，加入胡萝卜丝、芹菜末及适量食用植物油煮熟。加食盐、香油调味，拌匀即可。

【用法】作主食食用。

【功效】滋阴养肝，清肝明目。适用于脂肪肝，小儿肝炎后期饮食量仍少，体质弱，大便秘结等患者。

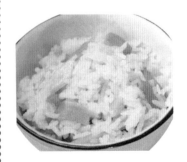

合面茴香蒸饺

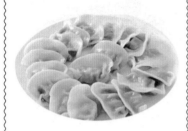

【原料】面粉 150 克，玉米面 100 克，黄豆粉 50 克，茴香苗 200 克，猪瘦肉馅 100 克。泡打粉少许，姜末、食盐、料酒、食用植物油各适量。

【制法】将茴香苗摘洗干净，沥水后切成碎末，越细越好。然后放入猪瘦肉馅中，加入姜末、料酒、食盐、食用植物油拌匀，制成馅料。将面粉、玉米面、黄豆粉、泡打粉混合均匀，加入适量温水拌匀，揉成面团，放置约 15 分钟。然后将面团搓成长条状，用手揪成面剂，擀成圆皮，再包入馅料捏成饺子，最后摆入抹油的蒸帘上蒸熟，取出装盘即成。

【用法】作主食，量随意。

【功效】疏肝理气。适用于脂肪肝患者。

红酒葡萄蛋糕

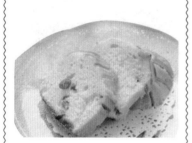

【原料】面粉 180 克，鸡蛋 3 个。葡萄干 20 克，红葡萄酒 60 毫升，牛油 70 克，糖 50 克，蛋黄 30 克，泡打粉 4 克。

【制法】将牛油用搅拌机加入糖，打至软滑，边搅拌边加入鸡蛋打匀，中速加入面粉、泡打粉（分多次加入），原味面糊即完成。将葡萄干用红葡萄酒浸过，混合入蛋糕浆中。面糊放入模子（八成满），用 180℃炉温（烤箱要预热 15 分钟），烤 20~30 分钟，即可出炉。

【用法】作主食，量随意。

【功效】消除或对抗氧自由基，抗衰老防疾病，补血。适用于脂肪肝患者。

胡萝卜羊肝粥

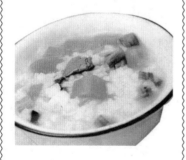

【原料】羊肝 50 克，大米 50 克，胡萝卜 50 克。花生油、葱末各适量。

【制法】将羊肝洗净切小片，胡萝卜洗净切碎。起油锅，下入胡萝卜粒煸炒一下盛起。将大米淘洗净，加入适量清水煮粥；待粥黏稠时加入羊肝及炒过的胡萝卜，撒葱末，调匀煮熟即成。

【用法】佐餐食用。

【功效】补肝虚，明目。适用于脂肪肝，肝血不足，两目昏花，维生素 A 缺乏所致之夜盲症等患者。

麦片杞子粥

【原料】大麦片 100 克，枸杞 20 克。

【制法】将大麦片用适量水稍浸泡。枸杞用温水泡至回软，洗净待用。将大麦片放入锅中，添加适量开水烧沸，随即放入枸杞略煮即成。

【用法】佐餐食用。

【功效】健脾开胃，滋补肝肾，益精明目，降糖降脂。适用于脂肪肝，糖尿病，高血压，高血脂，慢性胃炎等病症的患者。

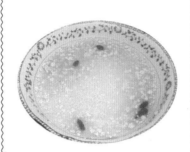

银耳鸽蛋汤

【原料】干银耳 100 克，鸽蛋 6 个，红枣 20 克，冰糖适量。

【制法】将银耳用温水泡开，用清水漂洗干净。将鸽蛋蒸熟，剥去蛋壳。将砂锅内加适量清水，放银耳、红枣熬煮 30 分钟，放冰糖煮溶，下鸽蛋煮 5 分钟即可。

【用法】佐餐食用。

【功效】补肝肾，益精气。适用于脂肪肝，体虚，贫血等患者。

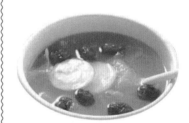

花生菠菜粥

【原料】花生米（生）80 克，菠菜 100 克，大米 150 克，食盐适量。

【制法】将花生米用温水浸泡约 1 小时，菠菜择洗干净切段。将洗净的大米和泡好的花生米放入锅中，加水熬粥。待粥黏稠时再放入菠菜煮熟，放入食盐调味即可。

【用法】佐餐食用。

【功效】利五脏，通肠胃，调中气，活血脉。适用于脂肪肝患者。

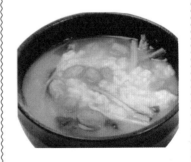

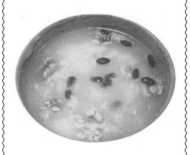

桃仁枸杞粥

【原料】粳米 100 克，核桃仁 50 克，枸杞 20 克。

【制法】将粳米淘洗干净，用清水浸泡约 30 分钟。枸杞子用水冲洗干净待用。核桃仁磨成细末。将粳米放入锅中，添加适量清水如常法煮粥，待米煮至开花时，放入核桃仁、枸杞子，煮至粥成时即可。

【用法】佐餐食用。

【功效】补肾养血，益精明目，降脂。适用于脂肪肝，神经衰弱，精液异常，小便余沥不尽，高脂血症等病症的患者。

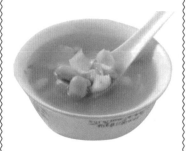

花生百合糖水

【原料】花生 100 克，百合 15 克，冰糖适量。

【制法】将花生洗净，用清水浸泡 1 小时；百合洗净备用。往砂锅内放适量清水，放花生、百合，大火煮沸，转小火炖 1 小时。加入冰糖再炖 20 分钟即可。

【用法】佐餐食用。

【功效】补虚益肺，生津止渴，凝神安睡。适用于脂肪肝，虚烦惊悸，失眠多梦，精神恍惚，痈肿等患者。

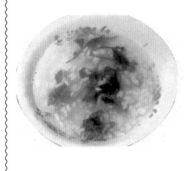

银杏叶芹菜粥

【原料】粳米 100 克，鲜芹菜叶 100 克，银杏叶鲜品 20 克（干品 10 克）。

【制法】将粳米淘洗干净，用清水浸泡约 30 分钟。银杏叶用水冲洗干净，放入砂锅中，添加适量水煎汁。芹菜叶冲洗干净，沥水后放入榨汁机中榨汁待用。将粳米放入锅中，加入适量清水如常法煮粥，待米煮开花时加入银杏叶汁，煮至粥成时，再放入芹菜叶汁，稍煮片刻即可。

【用法】佐餐食用。

【功效】平肝清热，散瘀降脂。适用于轻度脂肪肝患者。

百合玉米须粥

【原料】粳米 100 克，新鲜百合 50 克，玉米须 20 克，葛根 10 克。

【制法】将粳米淘洗干净，用清水浸泡约 30 分钟。百合去黑根，掰成小瓣，洗净待用。玉米须、葛根冲洗干净，葛根切片。将粳米放入锅中，加入适量清水如常法煮粥，待米煮至开花时，放入百合、葛根、玉米须，待粥成时即成。如果是用百合粉，待粥煮成时再放入稍煮即可。

【用法】佐餐食用。

【功效】疏肝解郁，降血糖。适用于糖尿病性脂肪肝患者。

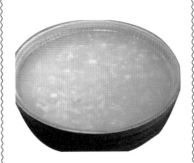

滑鸡甘薯煲仔饭

【原料】甘薯 300 克，大米 80 克。茶树菇、鸡肉、葱、食用植物油、食盐、酱油各适量。

【制法】鸡肉切块；茶树菇洗净，切段；大米洗净，浸泡 1 小时；甘薯洗净，削皮，切丁；葱洗净，切花。锅内放食用植物油烧热，放鸡肉炒至七成熟，放茶树菇炒至八成熟，加食盐、酱油，取出。大米放入砂锅，铺上甘薯，加适量清水，大火煮沸，转小火煮至米饭开花（约六成熟）时开盖。放入茶树菇鸡块，盖上锅盖，小火移动砂锅，让砂锅底部均匀受热，熟后熄火。焗 5 分钟后，淋入酱油，撒葱花。

【用法】作主食食用。

【功效】补肾，利尿，除湿，健脾，益气健胃。适用于脂肪肝，高血压，心血管病，肥胖症等患者。

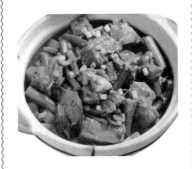

黄豆排骨汤

【原料】黄豆 100 克，冬瓜 500 克，猪排骨 200 克。葱花、姜片、食盐各适量。

【制法】黄豆用水泡透；冬瓜去皮、去瓤，切块；猪排骨洗净剁段，入沸水中氽去血水后，放入砂锅，加清水大火烧沸。放入泡好的黄豆及姜片，小火炖 2 小时。加冬瓜块，小火再炖 25 分钟，加食盐和葱花即可。

【用法】佐餐食用。

【功效】清热解毒，凉血平肝。适用于脂肪肝，慢性肝病，癌症，术后体质虚弱，免疫功能低下等患者。

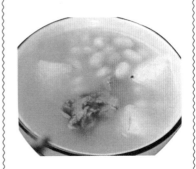

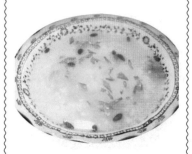

扁豆山药糯米粥

【原料】糯米 100 克，山药 50 克，白扁豆 20 克。

【制法】将糯米、扁豆淘洗干净，用清水浸泡约 30 分钟。山药去皮，洗净，切成小方丁。将糯米、扁豆放入锅中，加入适量清水如常法煮粥，待粥将成时，加入山药丁略煮即成。

【用法】佐餐食用。

【功效】温阳化湿，去痰利水，去脂减肥。适用于肥胖症性脂肪肝患者。

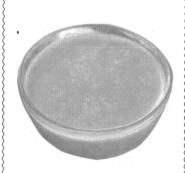

甘薯山药豆浆

【原料】甘薯 80 克，黄豆 30 克，山药 20 克，大米、小米各 10 克。

【制法】将黄豆、大米、小米洗净，浸泡 1 小时；甘薯、山药洗净，去皮，切丁。将甘薯丁、山药丁、大米、小米、黄豆一起放入豆浆机中，加适量凉开水，接通电源，按"豆浆"键。待豆浆成时，盛出过滤即可。

【用法】佐餐食用。

【功效】维持和调节人体功能，预防骨质疏松症。适用于脂肪肝患者。

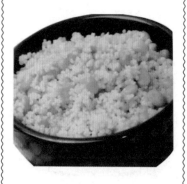

黄豆小米饭

【原料】黄豆 50 克，小米 100 克，白糖 10 克。

【制法】将小米和黄豆分别洗净。黄豆用清水浸泡 2 小时。锅中加入约 1500 毫升冷水，烧沸，下入黄豆，再次煮沸以后，下入小米和适量白糖，盖上锅盖煮成饭即可。

【用法】作主食食用。

【功效】清热解毒，益气宽中。适用于脂肪肝患者。

冬瓜玉米面粥

【原料】鲜嫩带皮冬瓜 150 克，玉米面 50 克。枸杞少许，食盐、食用植物油各适量。

【制法】冬瓜带皮洗净，切成小块。锅上火倒入油烧热，投入冬瓜略炒，加入适量清水烧开，再撒入玉米面搅匀，加入枸杞，转小火煮至粥成，加入食盐调味即可。

【用法】佐餐食用。

【功效】清热利尿，降低尿酸。适用于脂肪肝，痛风，伴有单纯性肥胖症等患者。

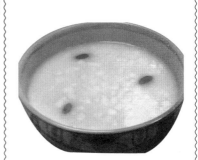

绿豆白菜粥

【原料】白菜心 100 克，去皮绿豆 60 克，粳米 100 克，食盐适量。

【制法】将绿豆洗净，用冷水浸泡 1 小时；将白菜心洗净，切粒；粳米洗净，用冷水浸泡 30 分钟。往砂锅内加入适量清水，中火煮沸，下绿豆、粳米，转小火煮约 40 分钟。入白菜心粒，调入适量食盐，用小火煮 8 分钟即可。

【用法】佐餐食用。

【功效】润肠，促进排毒，刺激肠胃蠕动，促进大便排泄，帮助消化。适用于脂肪肝患者。

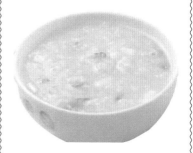

鸡肝粥

【原料】鸡肝 50 克，大米 100 克。香油、食盐、葱末、姜末、胡椒粉各适量。

【制法】将鸡肝洗净，切成薄片。大米洗净，浸泡 1 小时。煲锅内加入水，放入大米烧沸，用小火熬成粥，加入鸡肝、葱末、姜末、食盐、胡椒粉、香油，稍煮即成。

【用法】佐餐食用。

【功效】滋补肝肾，壮阳明目。适用于脂肪肝，肝虚目昏等患者。

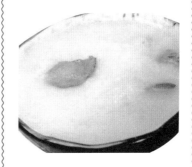

枸杞菊花粥

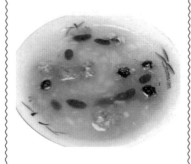

【原料】粳米 50 克，枸杞 15 克，杭白菊 10 克。食盐或白糖适量。

【制法】将粳米淘洗干净，用清水浸泡约 30 分钟。枸杞、杭白菊用水冲洗干净，再用水浸泡待用。将粳米放入锅中，添加适量清水如常法煮粥，待米开花煮成稀粥时，加入枸杞、杭白菊，继续煮至粥成时即可。食用时加入食盐或白糖调味。

【用法】每日 2 次，温热服用。

【功效】养阴清热，补肝明目。适用于糖尿病性脂肪肝，视力衰退，目眩，夜盲症，糖尿病有高胆固醇血症等病症的患者。用于糖尿病时，去掉调料中的白糖。

绿豆小米粥

【原料】绿豆 50 克，小米 50 克，大米 30 克，糯米 30 克，糖适量。

【制法】将绿豆洗净，浸泡 1 小时，小米、大米、糯米一起洗净。把绿豆、小米、大米、糯米放入锅内，加适量清水，大火煮沸，转小火煮 40 分钟。期间隔 10 分钟左右搅拌 1 次，以免黏锅底。熄火后，焖 10 分钟左右，用勺子搅拌均匀即可。

【用法】佐餐食用。

【功效】清热解毒，消暑止渴，降血脂。适用于脂肪肝，动脉硬化，冠心病，中暑，疮毒疔肿，食物中毒等患者。

金针菇南瓜焖饭

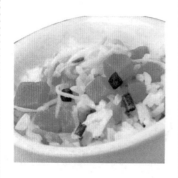

【原料】金针菇 30 克，南瓜 60 克，大米 150 克。食盐、白糖各适量。

【制法】大米洗净，放入冷水中浸泡 1 小时左右，见米粒稍涨，捞出控干水分。南瓜去皮和子，洗净后切丁；金针菇洗净撕开。将南瓜丁、金针菇和大米一起放入电饭锅中，加适量水煮成饭即可。

【用法】作主食食用。

【功效】健脾益胃，利水消肿。适用于脂肪肝，因慢性肝炎、肝硬化引起的右胁隐痛、腹部胀闷、体倦乏力、饮食减少等患者。

荷叶八宝饭

【原料】糯米 500 克，薏苡仁、栗子、莲子肉、龙眼肉各 50 克，山药、杏仁、青梅各 25 克，红枣 15 个，糖桂花、水淀粉、植物油各少量。

【制法】将薏苡仁、栗子、莲子用水浸泡 3~4 小时，洗净后，放入高压锅中蒸熟。将红枣去核，用水泡软待用。将糯米淘洗干净，做成糯米饭。取大碗一只铺上荷叶，抹上植物油，将青梅、龙眼肉、红枣等八宝配料改刀后，放在放有荷叶的大碗底摆成图案，然后将糯米饭放入并抹平，入笼蒸透后取出扣入盘中，去掉荷叶，浇上桂花糖芡汁即成。

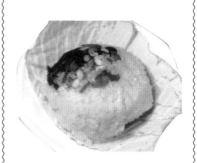

【用法】作主食食用。

【功效】健脾，养胃，益阴，利尿，通便，减肥。适用于肥胖症性脂肪肝患者。

黄豆瘦肉汤

【原料】黄豆 100 克，猪瘦肉 500 克，桑叶 15 克，茅根 15 克，姜 3 片，食盐、适量。

【制法】将桑叶、茅根、姜片洗净；黄豆浸泡片刻，捞出，洗净；猪瘦肉洗净，切块。往砂锅内放适量清水煮沸，放入猪瘦肉，氽去血渍，捞出洗净。将桑叶、茅根、姜片、黄豆放入砂锅内，加入适量清水，大火煮沸后，改用小火煲约 2.5 小时，加食盐、调味即可。

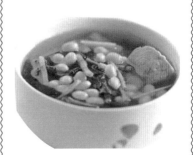

【用法】佐餐食用。

【功效】清热祛湿，健脾益胃。适用于脂肪肝患者。

浸醋花生米

【原料】花生米、米醋各适量。

【制法】将花生米用清水洗净。将花生米放入碗中，倒入米醋，刚好淹过花生米。浸泡 7 天后食用。

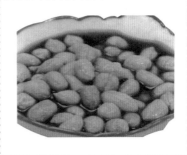

【用法】佐餐食用。

【功效】润肺化痰，滋养调气。适用于脂肪肝，高血压等患者。

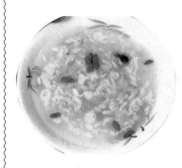

黑豆鸡蛋粥

【原料】玉米碴 100 克，鸡蛋 2 只，黑豆 30 克，旱莲草 10 克。

【制法】将玉米碴淘洗干净，用清水浸泡约 30 分钟。黑豆、旱莲草用水冲洗干净。将鸡蛋磕入碗中搅匀待用。将黑豆、旱莲草放入锅中，添加适量清水煮沸，用小火煮约 30 分钟，捞去旱莲草，再放入玉米碴如常法煮粥，待粥成时，将鸡蛋液淋入煮沸的粥内，再煮片刻即可。

【用法】佐餐食用。

【功效】温肾行水，健肝益气。适用于糖尿病伴有脂肪肝合并肾功能不全的患者。

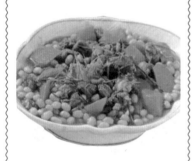

黄豆焖牛腩

【原料】牛腩 300 克，干黄豆 100 克，胡萝卜 50 克，枸杞 10 克。葱、姜、食用植物油、料酒、胡椒粉、食盐各适量。

【制法】将牛腩洗净，切块；干黄豆泡透，洗净；姜去皮，切末；葱叶洗净，切丝；胡萝卜洗净，去皮，切块；枸杞泡洗干净。锅内放食用植物油烧热，放入姜、牛腩爆炒干水分，倒入料酒，用小火焖 20 分钟。加入胡萝卜、黄豆、枸杞同焖，焖至肉熟烂后加食盐、胡椒粉、葱丝，焖透即可。

【用法】佐餐食用。

【功效】提高人体免疫力，益智补脑。适用于脂肪肝患者。

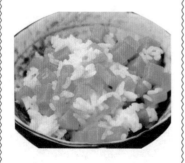

南瓜饭

【原料】南瓜 600 克，大米 400 克。

【制法】将大米洗净，放入冷水盆中浸泡 1 小时左右，见米粒稍涨，捞出控干水分。南瓜去皮和子，洗净后，切丁。将南瓜和大米一起放入电饭锅中，加适量水，煮成饭即可。

【用法】作主食食用。

【功效】补中益气，益肝气，生肝血。适用于脂肪肝患者。

红枣汁麻酱花卷

【原料】面粉 500 克，红枣 100 克，芝麻酱 30 克，泡打粉 10 克，红糖、芝麻油各适量。

【制法】将红枣洗净放入锅中，添加适量水大火烧沸，转小火煎煮成浓汁，弃枣核留汁晾凉待用。将面粉加入泡打粉拌匀，再加入红枣汁拌匀并揉成面团，让其饧约 15 分钟。将剩下的红枣汁和红糖、芝麻油一起加入芝麻酱中，调成芝麻糊。将饧好的面团按扁，擀成薄片，再抹匀芝麻糊，然后从一端卷起成面卷，用刀切成均匀的面剂子。最后将每个面剂子做成花卷生坯，入蒸笼蒸熟即成。

【用法】作食用，量随意。

【功效】补脾益胃，补血填精，滋肾养肝。适用于脂肪肝脾亢，肝硬化，精血亏虚引起的心悸、失眠、头昏、耳鸣等患者。

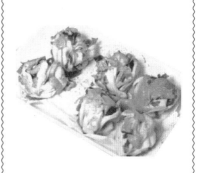

银耳樱桃粥

【原料】粳米 50 克，水发银耳 50 克，鲜樱桃或罐头樱桃 30 克，糖桂花、冰糖各适量。

【制法】将粳米淘洗干净，用清水浸泡约 30 分钟。银耳去除根蒂，洗净，撕成小朵。鲜樱桃去柄后用水冲洗干净。将粳米、银耳放入砂锅中，添加适量清水，大火烧开，转小火煮至粥将要成时，加入樱桃、糖桂花稍煮，再调入冰糖搅匀即成。

【用法】佐餐食用。

【功效】补气养血，滑肠消脂。适用于酒精性脂肪肝患者。

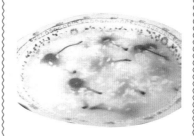

南瓜粥

【原料】南瓜 280 克，冬菇（鲜）35 克，大米 105 克，冰糖适量。

【制法】大米洗净，南瓜去皮及瓤，切丁，冬菇洗净切丝。锅中放入适量水烧沸，将米放入沸水内，改用中火煲 40 分钟。将南瓜、冬菇放入，续煮 20 分钟，加入冰糖调味即可。

【用法】佐餐食用。

【功效】补益五脏，提高免疫力。适用于脂肪肝，传染性肝炎等患者。

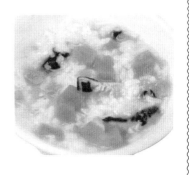

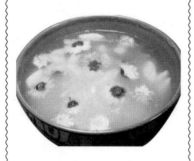

黄瓜菊花粥

【原料】糯米100克，新鲜嫩黄瓜100克，白菊花15克，冰糖适量。

【制法】将糯米淘洗干净，用清水浸泡约30分钟。黄瓜洗净，切成丁或片。菊花摘瓣冲洗干净，放入淡食盐水中浸泡15分钟。将糯米放入锅中，添加适量清水如常法煮粥，待粥将成时加入黄瓜、菊花，稍煮片刻，加入冰糖搅匀即成。

【用法】佐餐食用。

【功效】清热解毒，利水通便，降低尿酸。适用于脂肪肝，痛风，身热烦渴，小便不利等病症的患者。

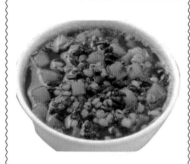

薏米赤豆南瓜粥

【原料】赤豆100克，薏米100克，南瓜适量。

【制法】将赤豆和薏米对等分量提前用水浸泡1小时。将赤豆放入砂锅，中火煮沸，加入薏米，转小火煮至七成熟。放入南瓜同煮，直至熟烂即可。

【用法】佐餐食用。

【功效】补中益气，消炎止痛，解毒杀虫，消利湿热。适用于脂肪肝患者。

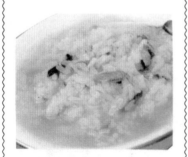

泥鳅鱼蓉粥

【原料】泥鳅1000克，大米300克。香菜末、葱花、食用植物油、酱油、食盐、胡椒粉各适量。

【制法】将大米洗净，用食盐稍腌，入沸水锅中，旺火煮成粥。泥鳅去内脏洗净，沥干水，下入热油锅中煎香，随即加水将泥鳅烂熟。泥鳅取肉，用少许熟食用植物油、酱油拌匀，放入粥中拌匀，下食盐、胡椒粉调味，煮沸即可。食用时撒香菜末和葱花。

【用法】佐餐食用。

【功效】润肺健脾，暖腰补肾。适用于脂肪肝，肝炎等患者。

金橘薏仁粥

【原料】薏苡仁 100 克，金橘 10 只，白糖适量。

【制法】将薏苡仁淘洗干净，用水浸泡约 30 分钟。金橘用水冲洗干净待用。将薏苡仁放入锅中，添加适量清水如常法煮粥，待米煮至开花时，放入金橘和适量白糖，煮至粥成即可。

【用法】佐餐食用。

【功效】健胃消食，下气宽中，润肺化痰，降脂护肝。适用于高脂血症性脂肪肝患者。

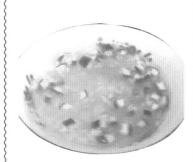

冰糖玉米粥

【原料】嫩玉米粒 100 克，稠粥 1 碗，香菇、胡萝卜、荷兰豆各 25 克，冰糖 50 克。

【制法】将香菇洗净，浸透切丁；胡萝卜洗净，切丁。将嫩玉米粒、香菇丁、胡萝卜丁、荷兰豆分别放入沸水锅中氽熟。在砂锅内放适量清水，大火煮沸，倒入稠粥煮沸，加玉米粒、香菇丁、胡萝卜丁、荷兰豆、冰糖拌煮约 10 分钟即可。

【用法】佐餐食用。

【功效】生津润肺，清热解毒，止咳化痰，利咽降浊，提高机体的抗病能力和康复能力。适用于脂肪肝患者。

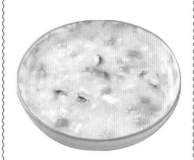

生菜炒饭

【原料】生菜 300 克，米饭 150 克，瘦肉 100 克。辣椒酱、食盐、植物油、酱油各适量。

【制法】生菜洗净切碎，瘦肉切丝清煮，捞出沥干备用。米饭、肉丝、辣椒酱、酱油、食盐一同混合拌匀。起油锅烧热，肉丝米饭入锅炒熟，加生菜翻炒，起锅即可。

【用法】作主食食用。

【功效】清热爽神，清肝利胆，养胃。适用于脂肪肝患者。

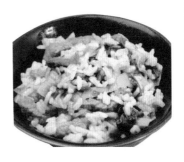

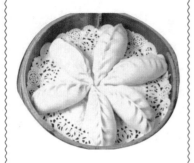

精参萝卜蒸饺

【原料】面粉 400 克，猪绞肉 200 克，白萝卜 150 克，胡萝卜 50 克，黄精 15 克，党参 10 克。姜末、食盐、料酒、食用植物油各适量。

【制法】将黄精、党参装入布袋，放入砂锅中，添加适量清水大火烧沸，小火煮约 30 分钟取汁备用。白萝卜、胡萝卜洗净均剁成碎末待用。猪绞肉中，加入白萝卜、胡萝卜、姜末、料酒、1/2 药汁、食盐、食用植物油拌匀，制成馅料。将面粉加入 1/2 药汁和适量水拌匀，揉成面团，搓成长条状，用手揪成面剂，擀成圆皮，再包入馅料捏成饺子，最后入蒸锅用大火蒸至熟透即成。

【用法】作主食，量随意。

【功效】健脾利湿，宽中益气，降脂降压。适用于脂肪肝患者。

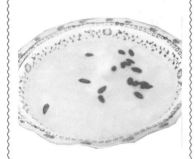

枸杞银耳羹

【原料】水发银耳 100 克，枸杞 40 克。

【制法】银耳去除根蒂，洗净，撕成小朵。枸杞冲洗干净，用清水浸泡待用。将银耳放入砂锅中，添加适量清水大火烧开，转小火炖约 40 分钟，再加入枸杞继续炖至浓稠即成。

【用法】佐餐食用。

【功效】润肺生津，滋阴养胃，降糖降脂，保肝，抗癌。适用于脂肪肝，肺热咳嗽，慢性胃炎，慢性支气管炎，高脂血症，糖尿病，慢性肝病，肿瘤，糖尿病伴肝功能受损、病毒性肝炎等患者。

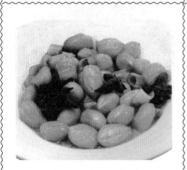

水煮花生米

【原料】花生米（生）500 克，食盐 30 克，花椒 5 克，八角 5 克，肉豆蔻 5 克，姜片 3 克。

【制法】将花生米洗净，用温开水泡在盆内约 2 小时。锅内加水上火，放入食盐、花椒、八角、肉豆蔻、姜以及泡好的花生米煮熟。连汤倒入盆内，吃时捞出装盘。

【用法】佐餐食用。

【功效】润肺化痰，滋养调气。适用于脂肪肝患者。

莲枣菊花糯米粥

【原料】糯米 100 克，鲜莲子 50 克（或干品 25 克），红枣 10 只，鲜白菊花 15 克（或干品 8 克），白糖适量。

【制法】将糯米淘洗干净，用清水浸泡约 30 分钟。分别将鲜莲子去芯、红枣去核、菊花摘瓣，然后用水冲洗干净。将糯米、莲子、红枣放入锅中，添加适量清水如常法煮粥，待粥将成时，放入菊花瓣稍煮片刻，再加入白糖调匀即可。

【用法】佐餐食用。

【功效】补中益气，清肝经之热。适用于肝炎性脂肪肝患者。

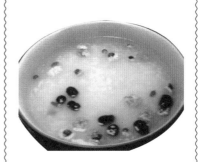

蒲公英薏米汤

【原料】猪瘦肉 250 克，薏米 50 克，蒲公英 10 克，姜、食盐各适量。

【制法】将猪瘦肉洗净，切块；蒲公英、薏米洗净；姜去皮，切片。锅内放适量清水煮沸，放入猪瘦肉氽水，再捞出洗净。将蒲公英、薏米、猪瘦肉、姜片一起放入砂锅内，加清水，大火煮沸后，改用小火煲 1 小时，加食盐调味即可。

【用法】佐餐食用。

【功效】清热解毒，散结消肿，除湿利尿，增强肾功能，清热利尿。适用于脂肪肝，浮肿，咽喉疼痛，肿毒等患者。

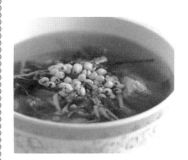

蒜头煮花生

【原料】花生米（生）300 克，大蒜（白皮）100 克，食盐各适量。

【制法】花生米洗净；大蒜头去皮洗净。锅内添水，将花生米、蒜头一起放入，旺火煮沸。改小火煮至花生米烂熟，加食盐调味即可。

【用法】佐餐食用。

【功效】平肝降压，醒脾和胃，润肺化痰，滋养调气。适用于脂肪肝患者。

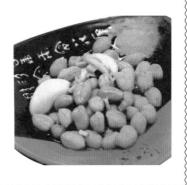

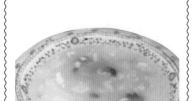

绿豆鸡肝粥

【原料】新鲜鸡肝 150 克，粳米 100 克，绿豆 50 克，葱结、姜片、花柱、葱末、姜末、料酒、食盐、花生油各适量。

【制法】将鸡肝洗净，放入锅中加入适量清水、葱结、姜片、花椒、料酒、食盐上火煮熟。捞出晾凉后，将鸡肝改刀成丁。分别将粳米、绿豆淘洗干净，用清水浸泡约 30 分钟。将粳米、绿豆放入锅中，添加适量清水如常法煮粥。待粥将成时，放入鸡肝、葱末、姜末、食盐、花生油搅匀，小火继续煮约 5 分钟，加入调味即成。

【用法】佐餐食用。

【功效】利水，消肿，补肝养血，滋益肾气，明目，降脂。适用于脂肪肝，高脂血症，夜盲症，两目昏花，营养性弱视，阳痿等患者。

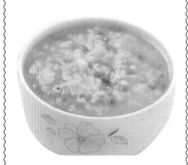

荷香绿豆薏米粥

【原料】香米 100 克，绿豆 50 克，薏米 50 克，鲜荷叶 1 张，食盐适量。

【制法】将绿豆、薏米和香米洗净，绿豆、薏米分别浸泡 30 分钟；荷叶洗净，入凉水浸泡 30 分钟或入沸水汆 1 分钟。往砂锅内放绿豆、香米，加适量清水，大火煮沸，加入薏米，转小火煮 2 小时至软烂。将荷叶剪下一周，把中间圆形当作锅盖，剪下的外围放入锅内与粥一起煮 30 分钟。捞出荷叶去掉即可。

【用法】佐餐食用。

【功效】清热解毒，健脾升阳，凉血，散瘀止血。适用于脂肪肝患者。

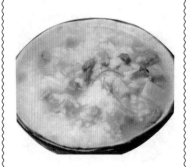

虾米芋头粥

【原料】芋头 300 克，大米 50 克，虾米 45 克，食盐、葱各适量。

【制法】大米洗净，用冷水浸泡半小时，捞出，沥干水分；芋头洗净去皮切成块；虾米用热水泡软；葱切花。锅中加入约 1000 毫升冷水，将大米放入，先用旺火煮沸；放入芋头、虾米再煮沸，改用小火熬煮成粥。放入食盐、葱花拌匀，即可。

【用法】佐餐食用。

【功效】养肝脾，补气血。适用于脂肪肝患者。

绿豆猪肝红豆粥

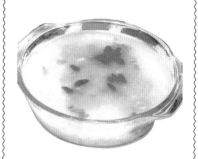

【原料】粳米 100 克，绿豆 50 克，熟猪肝 120 克，红豆 50 克，葱末、姜末、食盐、花生油各适量。

【制法】分别将粳米、绿豆、红豆淘洗干净，用清水浸泡约 30 分钟。熟猪肝改刀成丁后待用。将粳米、绿豆、红豆一同放入锅中，添加适量清水如常法煮粥。待粥将成时，放入熟猪肝、葱末、姜末、食盐、花生油搅匀，小火继续煮约 5 分钟，加入调味即成。

【用法】佐餐食用。

【功效】利水，消肿，清肝，明目，降脂。适用于脂肪肝，水肿，高脂血症，肾病综合征等患者。

燕麦香芋包

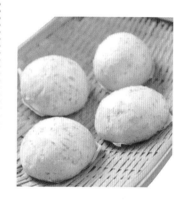

【原料】低筋粉 250 克，香芋泥 250 克，燕麦片 75 克，黄油 100 克，泡打粉 5 克，酵母 5 克，水 250 毫升，糖 50 克，食用植物油 10 克。

【制法】将低筋粉、泡打粉、酵母混合，加入燕麦片、食用植物油和水，和成面团，静置 10 分钟，分成 25 克/个的剂子，擀成面皮。将香芋泥加入黄油，再加入糖拌匀成馅，用面皮包好，收口，静置醒发 45 分钟，上火蒸 40 分钟即可。

【用法】佐餐食用。

【功效】益胃，通便，解毒，补益肝肾，消肿止痛，益胃健脾。适用于脂肪肝患者。

香辣芹丁花生米

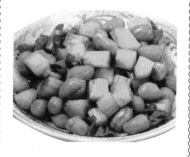

【原料】花生米（生）100 克，芹菜 250 克。香油、食盐、植物油、干红辣椒各适量。

【制法】芹菜切成 1 厘米方丁，入沸水锅内烫至翠绿，捞出放入凉开水内过凉，沥干水分；干红辣椒用温水泡软，去蒂、去子，洗净切丁。将花生米用清水泡 20 分钟，去皮，放入七成热的油锅内浸炸至酥脆，倒入漏勺沥油。锅内留底油少许，放入辣椒丁炸香，倒入芹菜丁，加入食盐、香油，再加入炸好的花生米，拌匀。

【用法】佐餐食用。

【功效】平肝降压，养血补虚，利尿消肿。适用于脂肪肝患者。

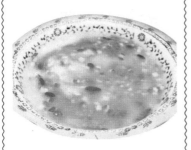

绿豆猪肝黄瓜粥

【原料】粳米 100 克，绿豆 50 克，熟猪肝 120 克，黄瓜 150 克。葱末、姜末、食盐、花生油各适量。

【制法】分别将粳米、绿豆淘洗干净，用清水浸泡约 30 分钟。熟猪肝改刀切碎待用。黄瓜冲洗干净，切成丁。将粳米、绿豆一同放入锅中，添加适量清水如常法煮粥。待粥将成时，放入熟猪肝、黄瓜丁、葱末、姜末、食盐、花生油搅匀，小火继续煮约 5 分钟，加入调味即成。

【用法】佐餐食用。

【功效】利水，消肿，清肝，明目，降脂。适用于脂肪肝，水肿，高脂血症等患者。

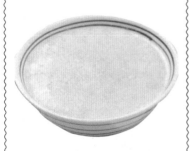

牛奶燕麦粥

【原料】燕麦片 100 克，鸡蛋 1 个，牛奶 100 毫升，糖适量。

【制法】砂锅内加入适量清水和燕麦片，大火煮沸。磕入鸡蛋，并将鸡蛋搅碎，待鸡蛋煮熟后熄火，加入适量糖调味。冲入牛奶，晾凉后即可。

【用法】佐餐食用。

【功效】促进皮肤的新陈代谢，降脂。适用于脂肪肝患者。

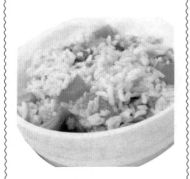

新疆羊肉手抓饭

【原料】羊肉 400 克，胡萝卜 2 根，大米 2 碗，植物油、葱、食盐、胡椒粉各适量。

【制法】大米用水泡半小时后洗净；羊肉切小块；胡萝卜切丁；葱切花。起油锅，放入羊肉翻炒，炒出香味后放胡萝卜、胡椒粉和食盐炒匀。把泡好的大米平铺在炒过的羊肉、胡萝卜上，铺平后加水，大米和水的比例是 1：1.2，盖上锅盖，把火调成最小，焖至米饭熟，然后把饭和菜翻炒均匀，撒葱花即可。

【用法】作主食食用。

【功效】健脾和胃，补肝明目，清热解毒。适用于脂肪肝患者。

麦片芦荟大米粥

【原料】大麦片 100 克，粳米 50 克，食用芦荟 100 克。

【制法】粳米淘洗干净，用水浸泡 30 分钟。大麦片用水调开待用。芦荟洗净，榨汁待用。将粳米放入锅中，添加适量清水大火烧沸，转小火煮至米开花时，将调开的麦片倒入继续烧开，待粥成时添加芦荟汁烧沸后稍煮片刻即成。

【用法】佐餐食用。

【功效】清热解毒，生津止渴，补中益气。适用于药物性引起的脂肪肝患者。

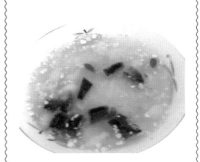

香菇荞麦粥

【原料】荞麦 80 克，红米 50 克，鲜香菇 20 克，食用植物油、食盐各适量。

【制法】将鲜香菇去蒂洗净，切成细丝；红米和荞麦淘洗干净。往砂锅内加入适量清水，放入红米和荞麦，大火煮沸，转小火煮 45 分钟，中间不时用汤勺搅拌锅底，以免米粒黏锅烧煳。放入香菇丝，淋入食用植物油，添入适量开水，以小火续煮 10 分钟，加入食盐调味即可。

【用法】佐餐食用。

【功效】对免疫系统有非特异的增强作用，能提高吞噬细胞的吞噬率，增加抗体的产生，抗菌，消炎，止咳，平喘，祛痰。适用于脂肪肝患者。

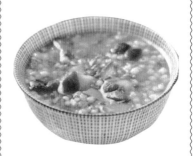

薏仁豆腐羹

【原料】豆腐 100 克，薏仁 50 克，湿淀粉 10 克。

【制法】薏仁拣去杂质洗净，豆腐切块。锅中加适量清水，放入薏仁煮熟。煮熟后放入豆腐同煮 5 分钟左右，慢慢倒入湿淀粉，稍煮即可。

【用法】佐餐食用。

【功效】清热利湿，健脾开胃。适用于脂肪肝，肝炎等患者。

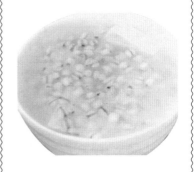

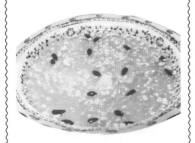

麦片银耳杞子粥

【原料】大麦片100克，银耳15克，枸杞10克。

【制法】将银耳用水泡开后摘成小朵。大麦片用水调开待用。枸杞用水冲洗干净。将银耳放入锅中，添加适量清水大火烧沸，煮约15分钟后，加入麦片继续烧开，撒入枸杞稍煮片刻即成。

【用法】佐餐食用。

【功效】健脾和胃，滋补肝肾，益精明目，降糖降脂。适用于脂肪肝，糖尿病，高脂血症，高血压，慢性胃炎，脑栓塞，肿瘤等病症的患者。

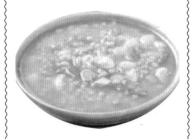

荞麦粥

【原料】荞麦100克，鸡腿50克，土豆100克，食盐2克，酱油10毫升，白扁豆20克，胡萝卜20克，水适量。

【制法】把荞麦洗净，沥水；把鸡腿洗净，切成小块；把土豆去皮，切小块；把胡萝卜洗净，切成片。在砂锅中倒入适量清水，放入荞麦煮20分钟，倒出沥水。把水、酱油、食盐放入砂锅中煮沸，放入荞麦、鸡腿、土豆、胡萝卜、扁豆，用小火煮30分钟至粥成即可。

【用法】佐餐食用。

【功效】宽肠通便，帮助机体及时排泄代谢毒素，防止便秘，预防肠道疾病的发生。适用于脂肪肝患者。

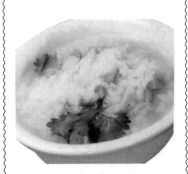

芋头香菜粥

【原料】芋头200克，大米100克，香菜50克，食盐各适量。

【制法】大米洗净，用冷水浸泡半小时，捞出，沥干水分；芋头去皮洗净，切成丁；香菜洗净，切段。锅中加入约1000毫升冷水，将大米放入，先用旺火煮沸；放入芋头再煮沸后改用小火熬成粥。待粥稠后，放入香菜拌匀，加食盐调味即可。

【用法】佐餐食用。

【功效】养肝脾，补气血。适用于脂肪肝患者。

茉莉花粥

【原料】粳米 50 克，鲜茉莉花 10 克（或干品 5 克），白糖适量。

【制法】将粳米淘洗干净，用清水浸泡约 30 分钟。茉莉花摘去蒂，投入淡食盐水中浸泡 15 分钟。将粳米放入锅中，添加适量清水如常法煮粥，待米开花煮成稀薄粥时，投入茉莉花，稍煮片刻，调入适量白糖即成。

【用法】佐餐食用。

【功效】理肝气。适用于轻度脂肪肝患者。

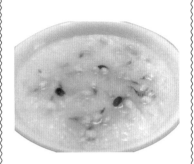

雪里蕻冬笋包

【原料】雪里蕻 20 克，冬笋肉 40 克，虾仁 5 克，猪肉 50 克，面粉 200 克。发酵粉、香油、盐、酱油、食碱等各适量。

【制作】将面粉加少量发酵粉和温水，和好，静放 30 分钟，面发好后加适量碱液，揉匀。雪里蕻剁成细末，烫一下，挤去水分。猪肉和冬笋剁成末，加酱油、虾仁、盐、香油，搅匀，拌入雪里蕻末。面团制成 12 个剂子，包入馅，蒸熟即成。

【用法】主食，量随意。

【功效】降脂减肥，补充纤维素。适用于脂肪肝，高脂血症，高血压，习惯性便秘等患者。

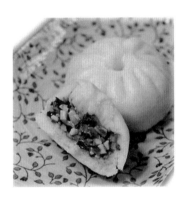

芋头香菇瘦肉粥

【原料】芋头 2 大片，香菇 2 朵，瘦肉丝 1 大匙，米饭 1 碗。水、净香菜、食盐、湿淀粉、胡椒粉、植物油、香油各适量。

【制法】香菇泡软切片；芋头洗净切长条、过油；瘦肉加胡椒粉、香油腌 30 分钟。起油锅，放入香菇、瘦肉爆香，和米饭、芋头、水同煮，至米粒膨胀成粥时倒入湿淀粉搅匀。加香菜、胡椒粉、食盐、香油搅匀即可。

【用法】佐餐食用。

【功效】养肝脾，补气血。适用于脂肪肝，肝炎等患者。

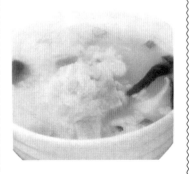

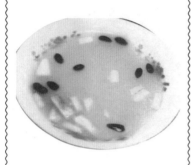

苹果泥花粉粥

【原料】脱脂鲜牛奶 500 毫升，粳米 100 克，苹果 250 克，松花粉 1 克，白糖适量。

【制法】将粳米淘洗干净，用清水浸泡约 30 分钟。苹果洗净去皮、去核，制成苹果泥待用。将粳米放入锅中，添加适量清水如常法煮粥，待米开花时倒入鲜牛奶，煮至粥成时调入适量白糖，关火后稍凉片刻，拌入松花粉、苹果泥即成。

【用法】佐餐食用。

【功效】减肥降脂，利湿消痰。适用于营养失调性脂肪肝患者。

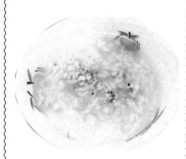

杏仁薏仁粥

【原料】粳米 50 克，薏苡仁 25 克，甜杏仁、海藻、昆布各 10 克。

【制法】将粳米淘洗干净，用清水浸泡约 30 分钟。薏苡仁淘洗干净，用水泡发。海藻、甜杏仁、昆布用水煎成汁待用。将粳米、薏苡仁放入锅中，添加适量清水如常法煮粥，待米煮至将要开花时，兑入海藻、甜杏仁、昆布的煎汁，继续大火烧开，转小火煮至粥汁黏稠时即成。

【用法】佐餐食用。

【功效】清热泻火，利水通淋，减肥。适用于肥胖症性脂肪肝患者。

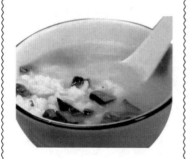

猪红肉末粥

【原料】猪红 200 克，猪肉 100 克，大米 200 克。植物油、葱、食盐、姜各适量。

【制法】猪红洗净切丁，猪肉洗净切末，大米淘洗，葱切花，姜切末。起油锅，猪肉入锅翻炒至变色，加姜末略炒，加适量水，大火煮沸，放入大米改小火慢炖。炖至米粒开花时，下猪红煮熟，撒葱花，加食盐调味即可。

【用法】佐餐食用。

【功效】滋养脾胃，强肾活血，疏肺气，养肺虚。适用于脂肪肝，热病伤津，消渴羸瘦，肾虚体弱，产后血虚，燥咳，便秘，肺虚咳嗽，肌肤干燥等患者。

荠菜粥

【原料】粳米 75 克，鲜荠菜 100 克。食盐、香油少许。

【制法】将粳米淘洗干净，用清水浸泡约 30 分钟。荠菜摘洗干净，入沸水锅焯烫一下，捞出晾凉后挤干水分，切成细末。将粳米放入锅中，添加适量清水如常法煮粥，待米开花煮成粥时，放入荠菜、食盐，再煮约 5 分钟，淋入香油即成。

【用法】佐餐食之。

【功效】保肝明目，和中益胃等功用。适用于轻度脂肪肝，两胁胀满、消化不良的慢性肝炎病患者，慢性肾炎等患者。

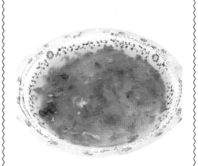

黄瓜蜂蜜豆浆

【原料】黄豆 70 克，黄瓜 20 克，蜂蜜适量。

【制法】将黄豆洗净，先浸泡 3 小时；黄瓜洗净，切成粒。将泡好的黄豆和黄瓜一起放入豆浆机，加适量清水，接通电源，打成豆浆。豆浆内加入蜂蜜，搅拌均匀即可。

【用法】佐餐食用。

【功效】有效地促进机体的新陈代谢，补充体力，消除疲劳，增强对疾病的抵抗力，润肠通便。适用于脂肪肝患者。

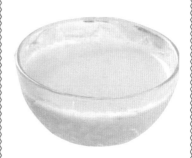

无花果枸杞粥

【原料】粳米 50 克，市售无花果粉 25 克，枸杞 10 克。

【制法】将粳米淘洗干净，用清水浸泡约 30 分钟。枸杞用水冲洗干净待用。将粳米放入锅中，加入适量清水如常法煮粥，待米开花煮成稀薄粥时，调入无花果粉、枸杞，再用文火稍煮片刻即成。

【用法】佐餐食用。

【功效】健胃止泻，消肿利咽，降压，降糖，祛脂。适用于脂肪肝，高血压，高血脂，糖尿病，消化不良，慢性胃炎，慢性肠炎，咽喉肿痛等病症的患者。

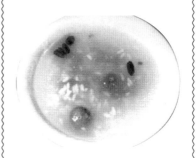

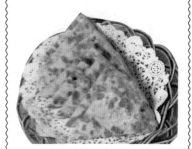

荞麦葱油饼

【原料】荞麦面 500 克，香葱 60 克，酵面、食盐、食用碱水、食用植物油各适量。

【制法】将酵面用水化开，将荞麦面放入盆内，加入化开的酵面和适量水和成面团，静置让其发酵。香葱摘洗干净，切成葱花。待面团发起后，加入适量碱水，撒入食盐、葱花充分揉匀，稍饧使食盐溶化。将发好的面团搓成长条状，用手揪成面剂，擀成圆饼，放入八成热的平底油锅中煎至两面呈金黄色时即成。

【用法】作主食，量随意。

【功效】开胃宽肠，清热解毒，消积除瘀，降低尿酸。适用于各种类型脂肪肝，痛风，高脂血症，糖尿病等患者。

第四节　水　果　类

水果中含有丰富的营养，能为人体提供维生素 C、胡萝卜素、维生素 B_{12} 和钾、钠、钙、镁等营养素，而且这些营养素容易被人体消化吸收。对肝病患者来说，水果中的维生素、无机盐等是维持机体需求的重要来源。

橙子胡萝卜汁

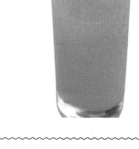

【原料】胡萝卜 200 克，橙子 2 个，芦笋 100 克，柠檬 20 克，凉开水、蜂蜜、碎冰各适量。

【制法】将芦笋洗净切小块，入沸水稍余，捞出；胡萝卜洗净，切小块；橙子、柠檬分别洗净，去皮，切小块。取榨汁机，放入芦笋块、胡萝卜块、凉开水，一起榨成汁。加入橙子块、柠檬块、蜂蜜、碎冰，开机搅拌均匀即可。

【用法】代茶频饮。

【功效】软化和保护血管，促进血液循环，降低胆固醇和血脂。适用于脂肪肝，胸膈满闷，恶心欲吐，饮酒过多，宿醉未醒等患者。

山楂桂圆糖水

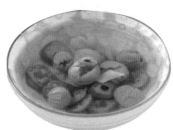

【原料】桂圆肉、山楂各 50 克，红糖、姜各适量。

【制法】将山楂洗净去核，切片；桂圆肉洗净；姜去皮，切片。把桂圆肉、山楂、姜片放入炖锅中，加入适量清水，大火煮沸。转小火煮 20 分钟，放入红糖煮溶即可。

【用法】佐餐食用。

【功效】补益。适用于脂肪肝，病后需要调养及体质虚弱等患者。

青苹果炖芦荟

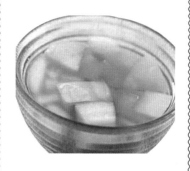

【原料】青苹果 300 克，水发银耳 50 克，芦荟 30 克，姜 8 克，红糖适量。

【制法】将青苹果去核、去皮，切小块；水发银耳改成小朵，泡发；芦荟去皮切小块，入沸水余烫，捞出；姜去皮，切小片。取炖盅，加入青苹果块、红枣、银耳朵、芦荟块、姜片，加入适量清水。调入红糖，加盖儿，入蒸锅，隔水用小火炖约 1 小时即可。

【用法】佐餐食用。

【功效】调节体内的血糖代谢。适用于脂肪肝患者。

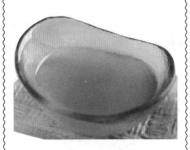

李子汁

【原料】李子 3 个，番石榴 1 个，蜂蜜适量。

【制法】将李子洗净，去皮、去核，切块；番石榴洗净，去皮、核，切块。李子、番石榴入搅拌机，加适量凉开水、蜂蜜，搅拌均匀即可。

【用法】代茶频饮。

【功效】增加食欲，促进儿童生长发育，预防老化，排除体内毒素。适用于脂肪肝，生长发育期的儿童及高血压，糖尿病，肥胖症，肠胃不佳等患者。

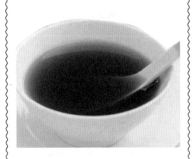

橄榄酸梅汤

【原料】橄榄 60 克，梅子 20 克，糖 30 克。

【制法】把橄榄、梅子洗净，稍捣烂。橄榄、梅子放入锅中，加入清水 3 碗，煮成 1 碗，去渣。加糖调味即可。

【用法】佐餐食用。

【功效】降脂。适用于脂肪肝患者。

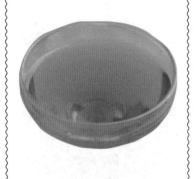

树莓苹果香蕉汁

【原料】树莓 1 个，苹果 3 个，香蕉 1 根，碎冰、带糖凉开水各适量。

【制法】将苹果洗净，削皮，去核，切小块；树莓洗净；香蕉去皮，切短段。香蕉段入榨汁机榨成香蕉汁，取出；再放树莓、苹果块、碎冰、带糖凉开水入内榨汁搅拌。香蕉汁、树莓苹果汁充分混合，即可饮用。

【用法】代茶频饮。

【功效】有助于促进身体健康，缓解女性的痛经症状，强效清洁。适用于脂肪肝患者。

苹果橘子甜汤圆

【原料】汤圆 150 克，橘子、苹果各 100 克，冰糖适量。

【制法】将橘子剥皮，成瓣；苹果去皮，切丁。锅内放橘子瓣、苹果丁、冰糖，加适量水煮沸。加入汤圆，煮至汤圆浮起即可。

【用法】佐餐食用。

【功效】补中益气，健脾养胃，止虚汗。适用于脂肪肝患者。

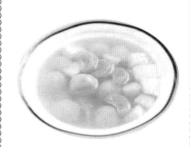

香蕉粥

【原料】香蕉 100 克，糯米 100 克，冰糖适量。

【制法】将香蕉去皮，切成丁块；糯米洗净，浸泡 1 小时。将糯米放入砂锅，加适量清水，大火煮沸，加香蕉丁和冰糖，换小火熬成粥即可。

【用法】佐餐食用。

【功效】驱散悲观、烦躁的情绪，增加平静、愉快感。适用于脂肪肝患者。

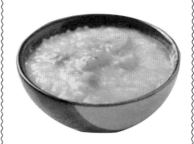

猕猴桃鸡柳

【原料】猕猴桃 2 个，鸡肉 100 克，食用植物油、食盐、黑胡椒粉各适量。

【制法】将猕猴桃去皮，切块；鸡肉洗净，切丁，用食盐、黑胡椒粉腌渍 15 分钟。锅内放食用植物油，待油热后放入鸡肉，炒到八分熟，加入猕猴桃块，快炒片刻，加食盐调味拌匀即可。

【用法】佐餐食用。

【功效】增强人体的抗氧化力和免疫力。适用于脂肪肝患者。

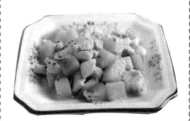

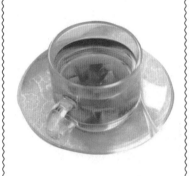

李子红茶

【原料】李子2个，红茶3克，蜂蜜适量。

【制法】将李子洗净，去皮，切成小块。将李子和红茶放入茶壶内，冲入沸水。盖上壶盖儿，闷5~10分钟。饮用前加入蜂蜜调味即可。

【用法】代茶频饮。

【功效】抗血小板凝集，促进膳食纤维溶解，降血压，降血脂，清热利湿，柔肝散结。适用于脂肪肝，心血管疾病等患者。

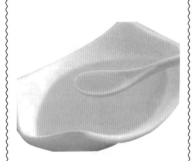

猕猴桃米酪

【原料】大米50克，猕猴桃2个。凉开水、冰糖各适量。

【制法】将大米洗净，浸泡1小时；猕猴桃去皮，切成片状。取豆浆机，放入猕猴桃片、凉开水、大米，接通电源，按"米糊"键。取出米酪，加适量冰糖调味即可。

【用法】佐餐食用。

【功效】增强体质，增加机体能量，补充营养，润肤活肤。适用于脂肪肝患者。

清淡西瓜皮

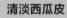

【原料】西瓜皮200克，毛豆100克，食用植物油、红辣椒、食盐各适量。

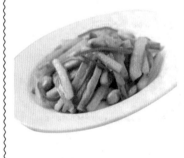

【制法】将西瓜皮削去外皮，切成条状；毛豆去壳，洗净；红辣椒剖开、去籽，切成细丝状。煮沸半锅水，放西瓜皮略烫，捞出，沥水，接着放毛豆，煮3分钟去除豆腥味，捞出，沥水。起油锅，爆炒西瓜皮1分钟，放入毛豆翻炒，加食盐，撒红辣椒丝，大火炒2分钟即可盛出。

【用法】佐餐食用。

【功效】养颜润肤、改善食欲不振与全身倦怠。适用于脂肪肝，肥胖，高血脂，动脉粥样硬化，冠心病等患者。

橄榄雪梨瘦肉汤

【原料】雪梨 200 克，猪瘦肉 100 克，橄榄 15 克，蜜枣 5 克，姜片、食盐各适量。

【制法】将猪瘦肉洗净，切块；橄榄、蜜枣洗净；雪梨洗净，切块。在砂锅内放适量清水煮沸，放入猪瘦肉，氽去血渍，捞出洗净。将猪瘦肉、橄榄、雪梨、蜜枣、姜放入砂锅内，加入适量清水，小火煲 1 小时，加食盐、调味即可。

【用法】佐餐食用。

【功效】清热，利咽喉，解酒毒。适用于脂肪肝，咽喉肿痛，声音嘶哑，烦热口渴，痰多咳嗽或干咳无痰等肺胃热盛患者。

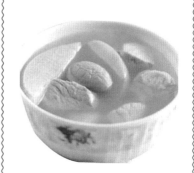

葡萄菠萝杏仁汁

【原料】葡萄 500 克，菠萝 300 克，杏仁、碎冰、带糖凉开水各适量。

【制法】将葡萄、杏仁分别洗净；菠萝去皮，洗净，切薄片。取榨汁机，放入葡萄、杏仁、菠萝片、碎冰、带糖凉开水一起榨汁，搅拌均匀即可。

【用法】代茶频饮。

【功效】改善局部的血液循环，消除炎症和水肿，促进脂肪代谢。适用于脂肪肝患者。

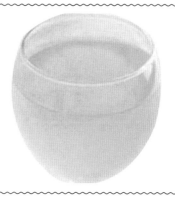

苹果水芹汁

【原料】苹果 200 克，葡萄柚 2 个，芹菜 120 克，生菜叶子 50 克，蜂蜜适量。

【制法】将芹菜去叶，洗净；生菜叶子洗净，切小块，加适量凉开水，放入榨汁机打汁待用。将葡萄柚剥除内层薄膜，切成小块；将苹果削皮切小块。将葡萄柚块、苹果块一起放入留有菜汁的搅拌机中，加入蜂蜜，搅拌，打成果汁即可。

【用法】代茶频饮。

【功效】滋养组织细胞，增加体力，抗菌，开胃，利尿，消毒，深层净化油脂。适用于脂肪肝，高血压，心血管疾病等患者。

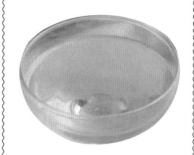

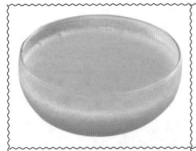

西瓜奶昔

【原料】牛奶 100 毫升，西瓜 150 克，蜂蜜适量。

【制法】将西瓜去皮切成小块。把西瓜、牛奶、蜂蜜放入搅拌机中，搅拌均匀即可。

【用法】佐餐食用。

【功效】降脂。适用于脂肪肝患者。

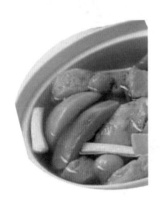

木瓜苹果炖鸡汤

【原料】苹果 200 克，鸡肉 450 克，猪瘦肉 100 克，木瓜 100 克，雪梨 100 克，猴头菇 50 克，姜 5 克，葱 5 克，食盐 5 克。

【制法】将鸡肉洗净，切块；苹果、雪梨洗净，切开；木瓜去皮、去籽，切大块；将猴头菇洗净，切块。砂锅内加适量清水，放入鸡块、猪瘦肉，大火煮沸，除去血渍，倒出，用温水洗净。把鸡块、猪瘦肉、雪梨、苹果、木瓜、猴头菇、姜、葱放入炖盅内，加入适量清水，炖 2.5 小时，调入食盐、即可。

【用法】佐餐食用。

【功效】温中益气，补精添髓，清除体毒，养肝健脾。适用于脂肪肝患者。

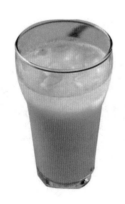

芒果酸奶

【原料】芒果 80 克，乳酸奶 150 毫升，冰块 5～6 块。

【制法】将芒果去皮、去核、切块。取榨汁机，将芒果块榨成芒果汁。将冰块加入杯中，再将乳酸奶加入搅匀，再加入芒果汁拌匀即可。

【用法】佐餐食用。

【功效】补充人体内维生素 C 的消耗，降低胆固醇、三酰甘油。适用于脂肪肝，心血管疾病等患者。

樱桃银耳糖水

【原料】干银耳 30 克，樱桃 20 克，冰糖适量。

【制法】将银耳用温水浸泡，待银耳发开后取出，去掉银耳根，洗净放入碗中，上笼蒸约 10 分钟。将汤锅洗净，置于微火上，加清水适量，放入冰糖，煮至冰糖溶化后，放入樱桃，再用大火煮沸，起锅倒入银耳碗内即可。

【用法】佐餐食用。

【功效】调中益气，健脾和胃，祛风湿，补充体内对铁元素的需求，促进血红蛋白再生。适用于脂肪肝患者。

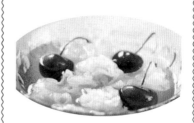

红豆香蕉酸奶汁

【原料】香蕉 300 克，酸奶 150 毫升，赤豆 50 克。

【制法】将香蕉去皮，切成块状；赤豆洗净，用温水浸泡 4 小时。把香蕉、赤豆一起放入豆浆机中，加少量凉开水，接通电源，启动豆浆机。待汁成，晾凉，倒入酸奶搅匀即可。

【用法】佐餐食用。

【功效】促进胃液分泌，提高食欲，加强消化，降低胆固醇。适用于脂肪肝患者。

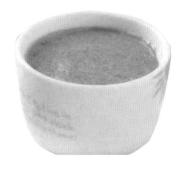

第五节　药　膳　类

药膳是由食物和药物相配合，通过烹调技术加工，制成既有药物成分，又有美味的佳肴。药膳不同于普通膳食，普通膳食注重色、香、味、形，药膳除这四个方面之外，还要讲究营养、卫生、精制、艺术。药膳具有有病治病，无病防病的功效。

首乌肝片

【原料】制何首乌 6 克，鲜猪肝 150 克，水发木耳 25 克，青菜叶少许，油、醋、食盐、酱油各适量。

【制法】先煎取何首乌汁 20 毫升；将鲜猪肝洗净、切片，用湿淀粉抓揉一下，盛入碗中，待用；将水发木耳去杂质，洗净；青菜叶，洗净。将猪肝片放油锅中煸炒片刻，待猪肝滑散后加入何首乌汁、木耳、青菜叶、食盐、酱油各适量，焖烧至猪肝熟烂即成。

【用法】佐餐食用。

【功效】补肝肾，益精血。适用于肝肾阴虚型脂肪肝患者。

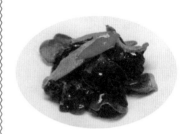

首乌山楂鸡肉汤

【原料】鸡肉 500 克，山楂（干）20 克，首乌 15 克，姜 5 克，食盐适量。

【制法】将山楂、首乌分别洗净；鸡肉洗净，斩成块。在锅内放适量清水煮沸，放入鸡肉余去血渍，捞出洗净。将鸡肉、首乌、山楂、姜片一起放入砂锅内，加入适量清水，大火煮沸，改小火煲 1.5 小时，加食盐调味即可。

【用法】佐餐食用。

【功效】减肥降脂。适用于脂肪肝，肥胖，高血压以及肝肾阴虚所致的头晕目眩、耳鸣、健忘、遗精、腰膝酸软等症的患者。

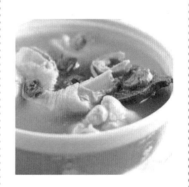

北芪炖鲈鱼

【原料】鲈鱼 1 条，北芪 20 克，生姜 2 片，食盐、食用植物油各适量。

【制法】北芪洗净，稍浸泡；鲈鱼洗净，去鳞、鳃和肠脏。将北芪、鲈鱼与生姜一起放进炖盅内，加清水 1000 毫升，放少许食用植物油。隔水炖 3 小时，加食盐调味即可。

【用法】佐餐食用。

【功效】补五脏，益筋骨，和肠胃，益肝肾。适用于脂肪肝，肝功能不良等患者。

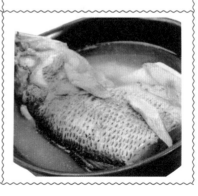

荷叶粥

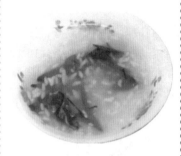

【原料】粳米 50 克，鲜荷叶 15 克，冰糖 20 克。

【制法】粳米淘净，鲜荷叶洗净，切成 3 厘米见方的块。鲜荷叶放入锅内，加清水适量，用武火烧沸后，转用文火煮 10~15 分钟，去渣留汁。粳米、荷叶汁放入锅内，加冰糖、清水适量，用武火烧沸后，转用文火煮至米烂成粥。

【用法】每日 2 次，作早餐、晚餐食用。

【功效】健脾利湿。适用于各种类型的脂肪肝患者。

黄精山楂煲脊骨

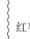

【原料】黄精 50 克，山楂 20 克，猪脊骨 500 克，红枣 25 克。姜、食盐各适量。

【制法】将黄精、山楂均洗净浸泡；猪脊骨斩件，洗净；红枣洗净，去核；姜切片。锅内放水煮沸，放入猪脊骨煮 5 分钟，捞出洗净，放入砂锅中。将适量清水放入砂锅中，加入黄精、山楂、红枣、姜，先用大火煮沸，改小火煮 2 小时，加食盐调味即可。

【用法】佐餐食用。

【功效】降血脂，降血压，降血糖，滋阴补肾，增加营养。适用于脂肪肝，动脉粥样硬化等患者。

草决明蒸鸡肝

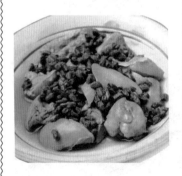

【原料】鸡肝 150 克，决明子 12 克，植物油、食盐各适量。

【制法】将鸡肝剔去筋，洗净，切片。将决明子置碗中，加清水浸泡 4~6 小时。将决明子和鸡肝放入盘内，加植物油、食盐拌匀，入蒸锅大火蒸熟即可。

【用法】佐餐食用。

【功效】补肝养血，清肝明目。适用于脂肪肝，肝炎，肝硬化腹水，高血压等患者。

泽泻薏米赤豆粥

【原料】赤小豆 80 克，薏苡仁 60 克，泽泻 15 克。

【制法】泽泻水煎去渣取汁与赤小豆、薏苡仁同煮为粥食用。

【用法】早、晚 2 次分服。

【功效】健脾利湿，消肿减肥降脂。适用于各种类型的脂肪肝患者。

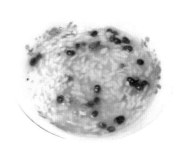

黄精海参炖乳鸽

【原料】乳鸽 400 克，黄精 10 克，水发海参 150 克，益母草 10 克，猪瘦肉 150 克，食盐 5 克，姜片 3 克，葱段 3 克。

【制法】先将乳鸽剁净开背，猪瘦肉斩件；黄精、益母草洗净备用。锅内放适量清水煮沸，放入乳鸽、猪瘦肉，汆去血渍，倒出，用温水洗净。将乳鸽、猪瘦肉、益母草、黄精、海参、姜片、葱段放入盅内，加入适量清水炖 2 小时，调入食盐即可。

【用法】佐餐食用。

【功效】增加皮肤弹性，改善血液循环，促进体内蛋白质的合成。适用于脂肪肝，肾虚体弱，心神不宁，体力透支等患者。

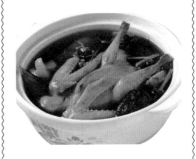

陈皮蒸鲤鱼

【原料】鲤鱼 1 条，陈皮、姜、食盐、鲜汤各适量。

【制法】将鲤鱼宰杀，去鳞、鳃及内脏，洗净；姜切丝。陈皮用温水泡 10 分钟，洗净切丝。将陈皮丝、鲤鱼，放入盘内，加入姜丝、食盐、少许鲜汤，上笼小火蒸 1 小时左右，出笼即可。

【用法】佐餐食用。

【功效】清热，利湿，健脾。适用于脂肪肝，湿热型肝癌伴水肿、泄泻、黄疸等患者。

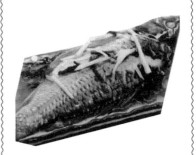

杜仲腰花

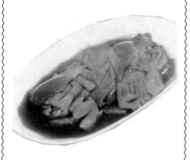

【原料】猪腰 300 克，杜仲、核桃仁各 15 克。葱花、姜丝、食盐、料酒、酱油、食用植物油各适量。

【制法】杜仲先用清水浸泡片刻，再用小火熬成药汁待用。猪腰冲洗干净，去除白膜后切成片。砂锅上火添加适量清水，放入腰片烧沸，撇去浮沫，加入姜丝、料酒、杜仲汁、核桃仁，用小火炖约 1 小时，再加入酱油、食盐、调味，出锅装盘，撒上葱花即成。

【用法】佐餐食用。

【功效】滋阴降脂，调养肝肾。适用于脂肪肝患者。

党参栗子兔肉汤

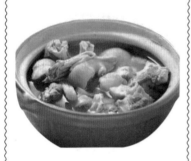

【原料】板栗 300 克，兔肉 500 克，党参 30 克。姜、食盐各适量。

【制法】将党参洗净，切段；板栗去壳，去皮，洗净；兔肉洗净，沥水，斩成块；姜去皮，切片。将党参、板栗、兔肉、姜片放入砂锅内，加适量清水煮沸，转小火煲 1 小时，加食盐调味即可。

【用法】佐餐食用。

【功效】降脂，降压，抗衰老、延年益寿。适用于脂肪肝，高血压病，冠心病，动脉硬化，骨质疏等患者。

虫草炖草鸭

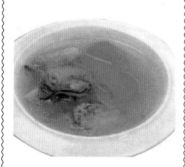

【原料】净草鸭 1 只，胡萝卜 1 个，虫草花 15 克。食盐、胡椒粉各适量。

【制法】鸭洗净剁块；胡萝卜去皮切块。鸭块入开水中烫 2~3 分钟捞起，放入冷水中漂洗净。锅中放入水、鸭块、胡萝卜、虫草花旺火煮沸，改小火煲约 1.5 小时，加食盐、胡椒粉调味即可。

【用法】佐餐食用。

【功效】益肝肾，补精髓，止血化痰。适用于脂肪肝患者。

黄芪炖鹌鹑

【原料】鹌鹑2只，黄芪20克。葱段、姜片、食盐、料酒、胡椒粉、食用植物油各适量。

【制法】将鹌鹑宰杀，整理洗涤干净。黄芪用水冲一下，切成薄片，装入鹌鹑腹中待用。锅上火倒入油烧热，投入葱段、姜片煸香，放入鹌鹑，烹入料酒，加入适量清水，用大火烧开，转小火炖至鹌鹑肉熟烂，加入食盐、胡椒粉调味，出锅装汤碗即成。

【用法】佐餐食用。

【功效】益气补脾，利水消肿。适用于脂肪肝，脾虚泻泄，营养不良，以及肝区隐痛或不适，倦怠乏力，纳少腹胀等为主要表现的肝脾气虚病症的患者。

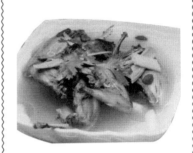

首乌炒鸡肝

【原料】鸡肝250克，何首乌100克。植物油、淀粉、酱油、鸡蛋清、食盐、葱花、姜末各适量。

【制法】鸡肝洗净，切成薄片，放入碗内，加入淀粉、酱油、食盐、蛋清，抓匀上浆。何首乌研成粉。炒锅置旺火上，加入植物油烧至六成热，下入姜末爆香，放入鸡肝炒散，加入首乌粉、食盐调味，炒熟后撒葱花即可。

【用法】佐餐食用。

【功效】补肝益肾，明目。适用于脂肪肝，肝肾虚，眼目干涩，须发早白枯黄等患者。

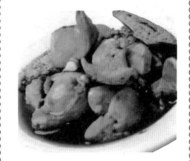

虫草炖鸡

【原料】鸡肉400克，虫草花30克。蒜5克，食盐、胡椒各适量。

【制法】鸡肉洗干净后剁块，蒜拍碎。鸡块放入砂锅，加水，放入食盐和蒜、胡椒。煮沸后，去泡沫，虫草花入锅，小火焖炖1小时，起锅即可。

【用法】佐餐食用。

【功效】补肾益精，益气养血，增进食欲。适用于脂肪肝，头晕耳鸣，健忘不寐，阳痿早泄，久咳虚喘等患者。

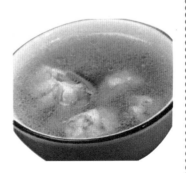

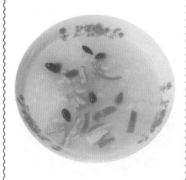

陈皮枸杞粟米粥

【原料】粟米 100 克，枸杞 20 克，陈皮 20 克。

【制法】将粟米淘洗干净，用清水浸泡约 30 分钟。枸杞用水冲洗干净待用。陈皮研成细末。将粟米放入锅中，添加适量清水如常法煮粥，待米煮至开花时，放入枸杞，煮至粥成时，调入陈皮末搅匀略煮即可。

【用法】佐餐食用。

【功效】理气解郁，滋补肝肾，化痰降脂。适用于轻度脂肪肝，痛风合并肝功能异常，高脂血症等患者。

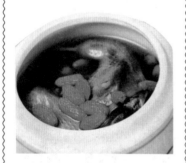

杞精炖鹌鹑

【原料】鹌鹑 250 克，枸杞 30 克，黄精 30 克，食盐少许。

【制法】将鹌鹑宰杀，去毛及内脏，洗净切两半。将枸杞、黄精和鹌鹑放入炖锅内，加水适量，小火炖酥。加食盐调味即可。

【用法】佐餐食用。

【功效】滋养肝肾，补精益智。适用于脂肪肝，肝肾不足，精血亏虚而见神疲乏力、腰膝酸软、眩晕健忘等患者。

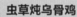
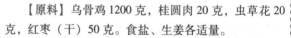

虫草炖乌骨鸡

【原料】乌骨鸡 1200 克，桂圆肉 20 克，虫草花 20 克，红枣（干）50 克。食盐、生姜各适量。

【制法】乌骨鸡清理干净斩件；桂圆肉、虫草花、红枣、生姜用水洗净；红枣去核；生姜刮去皮，切 2 片。将材料全部放入炖盅内，加入水，盖上炖盅盖儿，放入蒸锅内。隔水炖约 4 小时；加入食盐调味，即可。

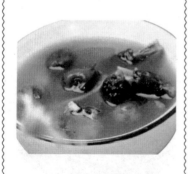

【用法】佐餐食用。

【功效】养血益脾，补心安神。适用于脂肪肝，因肝病引起的脾胃虚弱、食欲不振或气血不足、体虚乏力等患者。

瓦楞子蒸鸡肝

【原料】鸡肝 2 副，煅烧瓦楞子 20 克。葱、姜汁、胡椒粉、食盐、料酒各适量。

【制法】将煅烧好的瓦楞子研成细粉。将鸡肝整理、洗涤干净，切成片放入碗中，加入葱、姜汁、瓦楞子粉、胡椒粉、食盐、料酒拌匀腌渍约 10 分钟。将拌腌好的鸡肝入笼屉蒸熟，再加入调味即成。

【用法】佐餐食用。

【功效】降脂。适用于脂肪肝，肺结核，慢性肝病，小儿疳积以及胃溃疡或十二指肠球部溃疡经常泛酸水等患者。

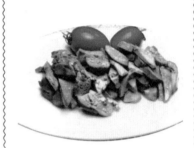

杞归乳鸽瘦肉汤

【原料】鸽子 350 克，猪肉（瘦）120 克，枸杞 40 克，当归 20 克。姜、食盐、胡椒粉各适量。

【制法】瘦猪肉用水洗净切片；枸杞和当归用水洗净，当归切片，姜洗净切片。乳鸽清理干净切块，入沸水中余去血水。加水于瓦煲内，煲至水滚，放入全部材料，旺火煮沸，改用中火煲 3 小时，最后加食盐、胡椒粉调味即可。

【用法】佐餐食用。

【功效】补益身体，聪耳明目，滋补五脏。适用于脂肪肝，因肝病引起的身体虚弱、面色青白、小腹胀坠冷痛、阴囊寒冷等患者。

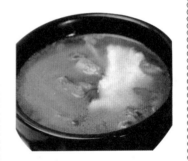

川芎寄生鱼头汤

【原料】草鱼头 300 克，川芎 9 克，桑寄生 24 克，植物油、姜、食盐各适量。

【制法】草鱼头去鳃，洗净；川芎、桑寄生、姜洗净切片。起油锅烧热，放入鱼头，稍煎铲起。把草鱼头、川芎、桑寄生、姜同放入瓦锅内，加清水适量，旺火煮沸后，转小火煮 2 小时，加食盐调味即可。

【用法】佐餐食用。

【功效】暖胃和中，补肾平肝，祛风补气。适用于脂肪肝患者。

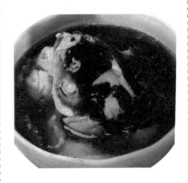

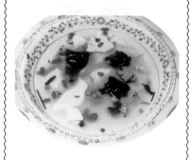

防风川芎炖猪肉

【原料】猪瘦肉 500 克，防风、川芎各 10 克，桑寄生 30 克。姜片、八角、食盐、白糖、料酒、酱油、食用植物油各适量。

【制法】猪瘦肉冲洗干净，切成约 3 厘米×2 厘米的方块；防风、川芎、桑寄生冲洗干净。锅上火倒入油烧热，投入姜片煸香，放入肉块翻炒至肉出油时，烹入料酒、酱油，加入八角、三味中药和适量开水，大火烧开，转小火炖至 8 成熟时，加入白糖、食盐烧至入味，用调味即成。

【用法】佐餐食用。

【功效】滋补肝肾，滋阴通络，活血化瘀。适用于脂肪肝患者。

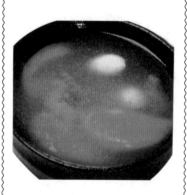

排骨番茄白果汤

【原料】番茄 200 克，排骨 150 克，白果 30 克。姜、食盐各适量。

【制法】番茄洗净切块，排骨斩件汆水，白果去壳去皮，姜切片。汤锅内加适量水，放入姜片、排骨、白果旺火煮沸。放入番茄再煮沸，然后转小火慢慢熬煮 30 分钟，加食盐调味即可。

【用法】佐餐食用。

【功效】清热利湿，滋补气血。适用于脂肪肝，慢性肝炎等患者。

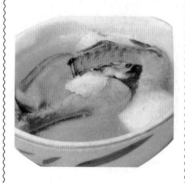

当归煲乳鸽

【原料】鸽子 600 克，当归 3 克。姜片、香油、料酒、食盐各适量。

【制法】将乳鸽宰杀，并用热水洗净，抹好食盐。将当归洗净放在碗内，加沸水浸泡，使香气溢出。将鸽、当归放入砂锅内，加料酒、姜片、香油，并加水浸没鸽身，旺火煮沸，改小火煮 1 小时，加食盐调味即可。

【用法】佐餐食用。

【功效】补血活血，调经止痛，养肝护肝。适用于脂肪肝患者。

佛手垂盆草炖牛肉

【原料】牛腩肉 400 克，佛手 50 克，鲜垂盆草 30 克，茯苓 15 克。葱段、姜片、陈皮、料酒、食盐、食用植物油各适量。

【制法】将牛肉洗净，切成 3 厘米长、2 厘米宽的块，入沸水锅中焯水。佛手、垂盆草、茯苓分别冲洗干净待用。将焯水的牛肉放入砂锅中，放入全部用料和适量清水，加入葱段、姜片、陈皮、料酒，用大火烧开，转小火炖至牛肉熟透，加入食盐、调味即成。

【用法】佐餐食用。

【功效】清热利湿，调脂，疏肝行气和止痛。适用于营养失调性脂肪肝患者。

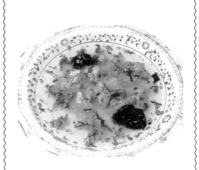

鹿茸乌骨鸡汤

【原料】乌骨鸡 650 克，猪肉 100 克，枸杞 40 克，鹿茸片 20 克。姜片、食盐各适量。

【制法】乌骨鸡洗净斩块，枸杞和鹿茸片用水洗净，沥干水分；猪肉洗净切片。将全部材料放入炖盅内，加适量凉开水，盖上炖盅盖，放入蒸锅内，隔水炖 4 小时。加食盐调味，即可。

【用法】佐餐食用。

【功效】补益血气，养肝补肾，壮阳祛寒。适用于脂肪肝患者。

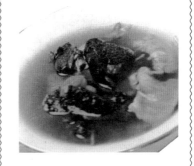

枸杞杜仲鹌鹑汤

【原料】鹌鹑 250 克，枸杞 30 克，杜仲 10 克，清汤、料酒、食盐、胡椒粉、大葱段、姜片各适量。

【制法】将枸杞、杜仲分别洗净。将鹌鹑去毛、内脏、脚爪，洗净斩块，氽水后放锅内。加入清汤，加入料酒、食盐、胡椒粉及姜片、葱段、枸杞、杜仲，小火慢炖至肉熟烂即可。

【用法】佐餐食用。

【功效】补益肝肾，强筋健骨，益精明目。适用于脂肪肝患者。

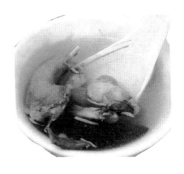

荷香乳鸽

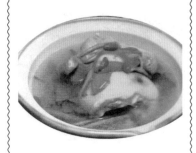

【原料】乳鸽 2 只（约 700 克）。水发黄花菜、黑木耳、香菇各适量，笋丁少量，鲜荷叶 1 张，葱段、姜片、食盐、料酒、酱油、香油各适量。

【制法】乳鸽宰杀，整理清洗干净，沥干水分后外表用酱油、料酒、食盐涂抹均匀。将香菇、黄花菜、黑木耳冲洗干净，切碎。荷叶冲洗干净。锅上火倒入油烧热，投入葱段、姜片煸香，下香菇、黄花菜、黑木耳速炒，加入调味品后，填于鸽子腹中，再用荷叶将鸽子包好扎牢，最后再外包一层锡纸，入蒸笼中蒸约 1 小时即可。

【用法】佐餐食用。

【功效】降脂祛瘀，通络活血。适用于脂肪肝，冠心病，高脂血症，肥胖等患者。

鲤鱼陈皮煲

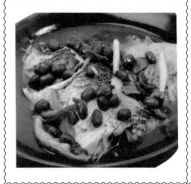

【原料】鲤鱼 750 克，陈皮 6 克，赤小豆 60 克。食盐适量。

【制法】将鲤鱼去鳞及肠杂，洗净，赤小豆洗净。鲤鱼入锅，加赤小豆、陈皮及清水适量，以旺火煮开，转小火慢焖 30 分钟。待熟烂时，加入食盐调味即可。

【用法】佐餐食用。

【功效】消肿胀，治黄疸。适用于脂肪肝，急性肝炎等患者。

枸杞麦冬炒蛋丁

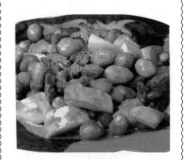

【原料】鸡蛋 300 克，猪肉（瘦）50 克，花生米（生）30 克。枸杞、麦冬、食盐、水淀粉、花生油适量。

【制法】将枸杞洗净，入沸水中略汆一下；麦冬洗净，于水中煮熟剁成碎末；猪瘦肉切成丁；花生米炒脆。鸡蛋煮熟后去壳，冷却后切成粒状。锅置旺火上，加花生油烧热，下猪肉丁炒熟；倒入鸡蛋粒、枸杞、麦冬末炒匀；加食盐，用水淀粉勾芡，盛入盘中，铺撒脆花生米即可。

【用法】佐餐食用。

【功效】滋补肝肾，强身明目。适用于脂肪肝，慢性肝炎，早期肝硬化等患者。

黄精乌鸡煲

【原料】野生乌骨鸡 1 只（约 1000 克），黄精 25 克，准参 10 克。葱段、姜片、食盐、料酒各适量。

【制法】鸡宰杀，清洗整理干净，去尽绒毛，再用清水冲洗干净。将黄精、准参冲洗干净，切片，用水浸泡后装入鸡腹内。砂锅上火，放入适量清水，再放入乌骨鸡、葱段、姜片大火烧开，去浮沫，加入少许料酒，转小火炖至鸡肉熟烂脱骨时，加入少许食盐，再继续炖片刻，出锅装碗即成。

【用法】佐餐食用。

【功效】益气养阴，降低血糖。适用于轻度脂肪肝，心血管疾病，糖尿病，烦热口渴等患者。

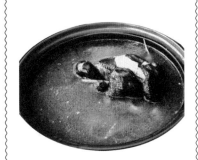

决明子煲鹌鹑

【原料】鹌鹑 400 克，冬瓜 200 克，决明子 20 克。花椒、葱、姜、食盐、料酒、醋各适量。

【制法】先将宰好的鹌鹑剁去爪尖、嘴尖，从脊骨处一剖为二，入沸水锅中烫去血污；冬瓜切成小块；姜切片；葱挽结。将决明子置碗中，加清水浸泡 4~6 小时。将鹌鹑、花椒、葱结、姜片放汤锅内，加少许料酒，加水煲至五成熟时加入决明子、冬瓜块、醋，同煮至熟烂，拣去葱、姜、花椒，加食盐调味即可。

【用法】佐餐食用。

【功效】滋养肝肾，补精益智。适用于脂肪肝，肝肾不足，精血亏虚而见神疲乏力、腰膝酸软、眩晕健忘等患者。

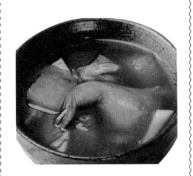

归芪草鱼汤

【原料】草鱼 1000 克，当归 15 克，黄芪 50 克。食盐、姜、香菜各适量。

【制法】将草鱼洗净，去鳃、内脏及鱼鳞；香菜洗净切段；姜切片；当归、黄芪洗净。起汤锅，加适量清水，将草鱼与当归、黄芪、姜片一同放入锅中，同煮熟烂。取出当归、黄芪，加食盐、香菜调味即可。

【用法】佐餐食用。

【功效】平肝祛风，温中补虚。适用于脂肪肝，气血两虚等患者。

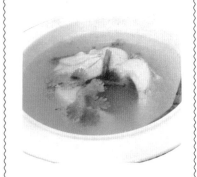

灵芝香菇炖母鸡

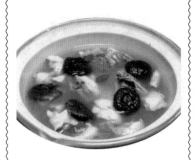

【原料】母鸡 1 只（约 1500 克），灵芝粉 10 克，水发香菇 50 克。葱结、姜片、食盐、料酒各适量。

【制法】母鸡宰杀，去毛，整理清洗干净，入沸水中焯烫 1~2 分钟，去尽绒毛，再用清水洗净，然后剁成块。香菇洗净待用。将鸡块放入砂锅中，添加适量清水，加入葱结、姜片、大火烧开，撇去浮沫，加入料酒，转小火炖至鸡肉熟透，放入灵芝粉、香菇，加入少许食盐，再继续炖约 15 分钟，用调味即成。

【用法】佐餐食用。

【功效】降脂，抗癌。适用于脂肪肝，高脂血症，动脉硬化，肿瘤，体质虚弱等患者。

黄芪山药羹

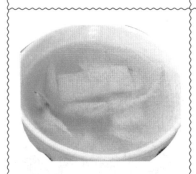

【原料】鲜山药 150 克，黄芪 30 克，白糖 20 克。

【制法】黄芪洗净，鲜山药切成薄片。将黄芪放锅中，加水适量，小火煎煮半小时。放入鲜山药片，再煎煮半小时，加白糖调味即成。

【用法】佐餐食用。

【功效】健脾益气，滋肺养胃，补肾固精。适用于脂肪肝患者。

归芪乌骨鸡汤

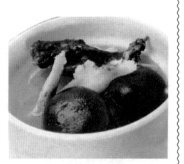

【原料】乌骨鸡 300 克，当归 10 克，黄芪 20 克，香菇（鲜）30 克。料酒、葱结、姜片、食盐、白胡椒粉各适量。

【制法】将姜拍松；大葱洗净切段；香菇洗净，用刀片开。将乌骨鸡洗净，去除内脏和鸡爪，放进温水里加入料酒用大火煮沸，捞出乌骨鸡，放进清水里洗去浮沫。把乌骨鸡放入砂锅里，把葱结、姜片、香菇、当归、黄芪一起放入锅中，加入食盐，大火煮沸，转小火慢炖，1 小时后开盖儿加入白胡椒粉即可。

【用法】佐餐食用。

【功效】滋阴健脾，补肝益肾。适用于脂肪肝，气血两虚等患者。

芪药炖乳鸽

【原料】乳鸽 1 只（约 400 克），黄芪 30 克，山药 50 克。葱段、姜片、食盐、料酒各适量。

【制法】乳鸽宰杀，整理清洗干净。黄芪用水冲洗一下，切成薄片。山药去皮，洗净，切成片。将乳鸽放入炖盅中，加入黄芪、山药和少许葱、姜、料酒及适量清水，然后放入炖锅内，隔水蒸熟，或入蒸笼蒸熟均可。食用时，加入食盐、调味。

【用法】佐餐食用。

【功效】补中益气，补益肺脾，降脂护肝。适用于脂肪肝患者。

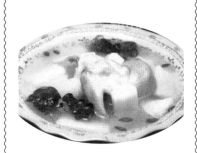

黄芪泥鳅汤

【原料】泥鳅 200 克，猪肉（瘦）100 克。植物油、红枣、黄芪、姜片、食盐各适量。

【制法】红枣洗净，去核；黄芪洗净；泥鳅用沸水烫一下，捞出用清水冲洗，去内脏，洗净抹干水分。猪瘦肉切片，入开水中稍煮，捞起洗净；泥鳅用油煎至两面微黄色，盛起。在汤煲内加适量清水烧沸，放入泥鳅、瘦肉和姜片、黄芪、红枣，用旺火烧沸，转小火继续煲约 3 小时，加入食盐即可。

【用法】佐餐食用。

【功效】润肺健脾，暖腰补肾。适用于脂肪肝，急性肝炎等患者。

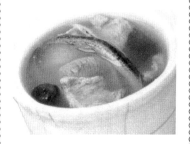

海参阿胶汤

【原料】海参（水浸）300 克，阿胶 80 克，山药 30 克。红枣（干）、姜、食盐各适量。

【制法】阿胶用温水浸透发开，洗净切块；山药洗净去皮，切片；红枣洗净去核；姜去皮切片。海参浸透后择洗干净，切成长 3 厘米、宽 1 厘米的条。锅内放适量清水，用旺火烧沸，放入山药、海参、阿胶、红枣、姜片，改用中火煮 2 小时，下食盐调味即可。

【用法】佐餐食用。

【功效】补血止血，滋阴润燥。适用于脂肪肝，慢性肝炎，精神疲乏，气短懒言，面色苍白，大便溏薄等患者。

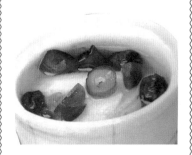

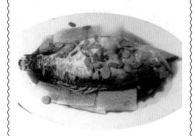

清蒸白术鳜鱼

【原料】鳜鱼1条（约600克），白术片、香菇各15克。葱段、姜丝、姜米、食盐、醋、料酒、白糖、食用植物油各适量。

【制法】将鳜鱼宰杀，整理清洗干净，在鱼身两侧剞上花刀，从鱼腹部剖开至脊骨，加入食盐、料酒、白糖、腌渍入味。将白术片、香菇洗净后放入鱼腹内。将腌渍入味的鳜鱼放入较深的长盘中，淋入少许食用植物油，上面撒上葱段、姜丝，入蒸笼蒸约20分钟，取出，拣去葱姜；上桌时，另跟姜米、醋各一碟。

【用法】佐餐食用。

【功效】健脾益气，燥湿利水。适用于肝炎性脂肪肝患者。

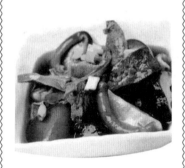

黄焖参术羊肝

【原料】山羊肝500克，香菇（鲜）50克，苍术10克，玄参10克。清汤、酱油、甜面酱、绍酒、葱末、辣椒、白糖、姜末各适量。

【制法】将羊肝洗净切片；香菇洗净切块；苍术、玄参洗净，煎成较浓的汁。起油锅，加入白糖炒至变色，把酱油和葱末、辣椒（剁细）泥、姜、香菇倒入锅中炒几下，盛入碗内。另起油锅，加甜面酱炒出香味，放入羊肝、药汁、清汤、绍酒和已炒过的香菇煨至汤汁只剩1/3时，即可。

【用法】佐餐食用。

【功效】补肝明目，润肺养阴。适用于脂肪肝患者。

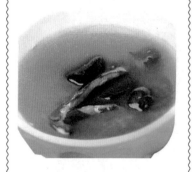

何首乌炖鳖

【原料】甲鱼500克，何首乌24克。红枣（干）、姜、食盐各适量。

【制法】将何首乌、姜、红枣洗净，姜切片，红枣去核。甲鱼活杀，去肠杂，斩件洗净，并用开水氽去血水。把全部用料一齐放入炖盅内，加开水适量，炖盅加盖，小火隔水炖3小时取出，加食盐调味即可。

【用法】佐餐食用。

【功效】养血补肝，软坚散结，健胃益脾。适用于脂肪肝，慢性肝炎，早期肝硬化属肝虚血瘀等患者。

沙冬炖老鸭

【原料】麻鸭 1 只（约 1500 克），天冬 15 克，沙参、黄精各 10 克，水发香菇 30 克。葱结、姜片、食盐、料酒各适量。

【制法】鸭子宰杀、清理同老鸭煲。天冬、沙参、黄精、香菇分别冲洗干净，并切成片。砂锅上火，添加适量开水烧开，放入鸭子再烧开，撇去浮沫，加入料酒、葱结、姜片、天冬、沙参、黄精、香菇，用大火烧开，转小火炖至鸭肉熟烂脱骨时，加入食盐、调味即成。

【用法】佐餐食用。

【功效】滋阴补肺，祛热解毒。适用于脂肪肝，咳喘无力，烦热口渴，痰少而稠，大便秘结，小便短赤，糖尿病等症的患者。

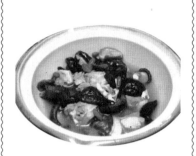

淮山炖乳鸽

【原料】鸽子 200 克，淮山（干）50 克。清汤、食盐、料酒、葱段、姜片各适量。

【制法】将鸽子清理干净，入沸水锅中氽至断生，再用水洗去血沫；淮山切片，洗净待用。炖盅内放入乳鸽、淮山、料酒、葱、姜、清汤。将炖盅放到蒸锅内隔水炖酥，取出，拣去葱、姜，加入食盐调味即可。

【用法】佐餐食用。

【功效】补益身体，补肝肾。适用于脂肪肝患者。

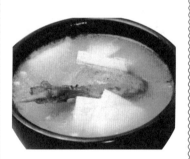

淮芪鸡汤

【原料】鸡 1 只，淮山 10 克，黄芪 10 克，杏仁 5 克，姜片 5 克。食盐适量。

【制法】鸡洗净后剁成四块氽水，淮山、黄芪、杏仁洗净。鸡肉和洗净的淮山、黄芪、杏仁、姜，加食盐放进砂锅内。加水，大火煮沸，转小火焖至肉熟汤浓，起锅即可。

【用法】佐餐食用。

【功效】滋阴益气，润肺养胃，生津润燥，行气补脑。适用于脂肪肝患者。

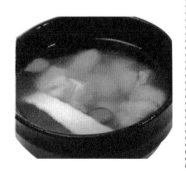

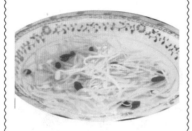

生地枸杞豆芽汤

【原料】黄豆芽 250 克，生地黄 15 克，枸杞 10 克。葱花、姜丝、食盐、香油各适量。

【制法】黄豆芽摘洗干净，沥水待用。生地黄冲洗干净。煎汁待用。枸杞冲洗干净。砂锅上火添加适量清水和生地汁烧沸，放入豆芽、姜丝、枸杞再烧沸，见汤呈白色时加入食盐、调味，撒上葱花，出锅装碗，淋上香油即成。

【用法】佐餐食用。

【功效】降糖，滋补肝肾。适用于糖尿病性脂肪肝患者。

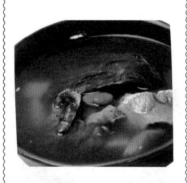

淮杞炖甲鱼

【原料】净甲鱼 650 克，山药（干）40 克，枸杞 8 克，猪肉（瘦）20 克。姜、食盐适量。

【制法】将甲鱼斩件，猪肉洗净切片。甲鱼入沸水中汆过，放入炖盅内；瘦肉入沸水中汆过，放入炖盅内，山药、枸杞、姜片同放炖盅内，加入适量开水。盖上盅盖儿，隔水炖 3~4 小时，加食盐调味即可。

【用法】佐餐食用。

【功效】健脾，清肝明目。适用于脂肪肝，慢性肝炎，精神疲乏，气短懒言，面色苍白，大便溏薄等患者。

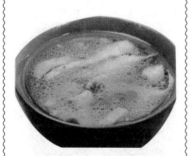

淮芪鸭煲

【原料】鸭肉 650 克，淮山（山药）10 克，北芪 8 克，枸杞 10 克，杏仁 15 克。姜片、食盐各适量。

【制法】鸭肉剁成块，用水冲净血污，入沸水中汆去血水；杏仁、淮山、枸杞、北芪分别用水洗净。将鸭块及杏仁、淮山、北芪和姜片放入砂煲内，加水烧沸，撇去表面浮沫后，再放入枸杞，盖好盖儿，用小火煲 2 小时左右。至鸭块熟烂时，放食盐调味即可。

【用法】佐餐食用。

【功效】补肝益肾，滋养肺胃，健脾利水。适用于脂肪肝，肝肾阴虚，头晕目眩，耳鸣健忘，小便赤热等患者。

首乌当归乌骨鸡

【原料】净乌骨鸡 250 克，何首乌 15 克，当归、枸杞各 10 克。食盐少许。

【制法】乌骨鸡洗净切块；枸杞、何首乌、当归洗净。将大砂锅置旺火上，加足清水，下鸡块煮沸，打去泡沫。将何首乌、当归、枸杞投入锅内，转小火炖至肉熟烂，放入食盐调味即可。

【用法】佐餐食用。

【功效】补肝肾，滋阴血。适用于脂肪肝，慢性肝炎等患者。

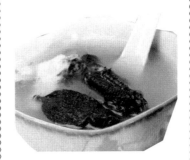

甘草山药粥

【原料】粳米 100 克，新鲜山药 75 克，生甘草 5 克。

【制法】将粳米淘洗干净，用清水浸泡约 30 分钟。山药去皮，洗净，切成滚刀块或薄片待用。甘草切成小片。将粳米、甘草放入锅中，添加适量清水如常法煮粥，待米煮开花时，放入山药，待粥煮成时即可。

【用法】佐餐食用。

【功效】益气健脾，护肝养胃，降糖。适用于轻度脂肪肝，慢性胃炎，慢性肝炎，胃功能性消化不良，糖尿病等患者。

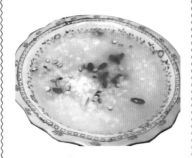

首乌鲫鱼汤

【原料】鲫鱼 400 克，何首乌 10 克。胡椒粉、食盐、姜、黄酒各适量。

【制法】鲫鱼去鳞、鳃及内脏，洗净。何首乌洗净后加水 2 杯，用小火熬煮至剩 1 小杯水时，用纱布过滤，留汁待用。锅中加入清水 4 杯和姜（切片）、食盐、黄酒煮沸；放入鲫鱼，煮沸后撇去浮沫，用小火焖煮 1 小时；加入何首乌汁煮片刻，撒入胡椒粉即可。

【用法】佐餐食用。

【功效】补肝肾，养肝益气，强身健体。适用于脂肪肝患者。

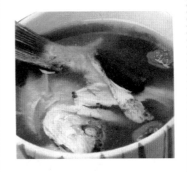

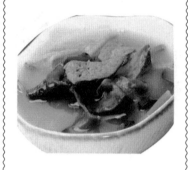

四物肝片汤

【原料】羊肝200克，熟地黄10克，川芎3克，当归6克，白芍8克，枸杞10克，旱莲6克，酸枣仁6克，木耳（水发）20克，黄花菜10克。鸡汤、胡椒粉、料酒、湿淀粉、食盐、酱油各适量。

【制法】中药去净灰渣，入砂锅，加清水煎成药汁，澄清后去沉淀，取药汁。将羊肝洗净，切成薄片，盛入碗内，加食盐、酱油、料酒、湿淀粉调匀。炒锅上旺火，加药汁、鸡汤、木耳、黄花菜煮沸，将木耳、黄花菜捞入碗内；肝片下锅煮熟，加入食盐、胡椒粉煮熟，连汤盛入碗内。

【用法】佐餐食用。

【功效】补虚养身，补肾益精，养肝护肝。适用于脂肪肝，肝血不足所致的夜盲症，两目昏花，青盲，心血不足所致的心悸、失眠、健忘，妇女月经不调等患者。

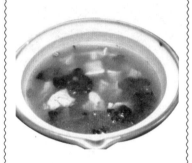

参杞炖兔肉

【原料】兔肉500克，人参15克，枸杞10克，红枣5颗。葱段、姜片、食盐、料酒、食用植物油各适量。

【用法】佐餐食用。

【制法】将兔肉洗净，剁成小块，放入砂锅中，加入适量清水烧开，撇净浮沫，放入葱段、姜片、料酒，淋入少许食用植物油，大火烧开，加入红枣、人参、枸杞，转小火炖至兔肉熟烂时，加入食盐、调味，出锅装汤碗即成。

【功效】降血糖，补肝肾。适用于糖尿病伴有脂肪肝病症患者。

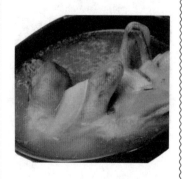

天麻炖老鸽

【原料】鸽子250克，天麻10克。清汤、食盐、料酒、葱段、姜片各适量。

【制法】鸽宰杀干净去内脏，入沸水中余去血水捞出。炖碗内放入净鸽、天麻、清汤、葱段、姜片、料酒。入沸水锅中隔水蒸2小时，取出，拣去葱、姜，加入食盐调味即可。

【用法】佐餐食用。

【功效】补肝壮肾，益气补血，提高记忆力。适用于脂肪肝，偏头痛，高血压之头晕目眩、肢体麻木等患者。

天麻炖兔肉

【原料】兔肉 100 克，天麻 15 克，虫草花 30 克，姜、食盐各适量。

【制法】将天麻洗净，虫草花除去杂质，洗净。兔肉洗净，切块，入沸水中汆去血水。把全部用料一齐放入炖盅内，加开水适量，炖盅加盖，入沸水锅中，小火隔水炖 3 小时取出，加食盐调味即可。

【用法】佐餐食用。

【功效】清肝，息风，止痛。适用于脂肪肝患者。

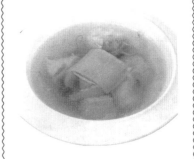

黄芪荠菜玉米粥

【原料】小米 50 克，玉米面 50 克，鲜荠菜 100 克，黄芪 3 克。

【制法】将黄芪研成末。荠菜摘洗干净，切成细末。小米淘洗干净。将小米放入砂锅中，添加适量清水大火烧开，再撒入玉米面、黄芪粉并转中火煮成粥，待粥将成时，将荠菜细末加入煮沸的粥内搅匀，稍煮片刻即成。

【用法】佐餐食用。

【功效】温中补气，补虚散瘀，通脉降脂。适用于肥胖性脂肪肝患者。

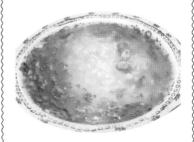

天麻烧乌骨鸡

【原料】乌骨鸡 1000 克，天麻 12 克。姜、食盐、酱油、植物油、大葱各适量。

【制法】将乌骨鸡宰杀后，去毛、内脏及爪，斩块；将天麻洗净；姜切成片，大葱切段。炒锅置旺火上烧热，加入植物油，待油烧至六成热时，放入姜片、葱段爆香。放入乌骨鸡块，加食盐、酱油、天麻炒匀；加入 400 毫升水，用小火煮 45 分钟即可。

【用法】佐餐食用。

【功效】清肝明目，利水通便。适用于脂肪肝患者。

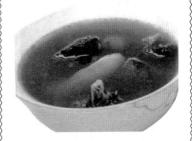

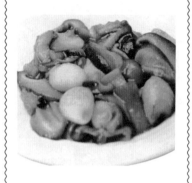

香菇白果

【原料】香菇 150 克，白果 100 克。白糖、酱油、鲜汤、湿淀粉、香油、食盐、花生油各适量。

【制法】香菇洗净去蒂，切片，捏干；白果入油锅略炸，去掉果衣。炒锅置火上烧热，放入熟花生油，加香菇、白果略煸炒。放食盐、白糖及鲜汤，改用小火焖烧 3 分钟，再改用旺火，放入酱油，用湿淀粉勾芡收汁，淋上香油，起锅装盘即成。

【用法】佐餐食用。

【功效】敛肺定喘，止带浊，利小便。适用于脂肪肝，大三阳等患者。

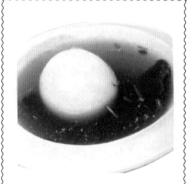

煮茴香鸡蛋

【原料】鸡蛋 300 克，茴香 10 克，陈皮 10 克。

【制法】将茴香、陈皮、鸡蛋一同放入水中煮。鸡蛋将熟时，剥去蛋壳。再把鸡蛋放回锅中，继续用小火煮约 30 分钟即可。

【用法】佐餐食用。

【功效】保护肝脏，防治动脉硬化，预防癌症。适用于脂肪肝，体质虚弱，时有肝区腹痛的肝硬化等患者。

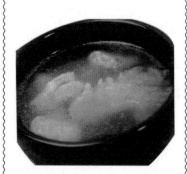

银耳杜仲鸡肉汤

【原料】鸡肉 100 克，银耳（干）10 克，杜仲30 克。

【制法】将鸡肉洗净，斩件，银耳洗净撕块，杜仲洗净。将鸡肉加适量水炖 30 分钟。后加入银耳、杜仲再煮 15 分钟至熟即可。

【用法】佐餐食用。

【功效】滋阴润肺，补肾益胃，补气和血。适用于脂肪肝患者。

蜂蜜金银花饮

【原料】金银花 30 克，蜂蜜 30 克。

【制法】将金银花洗净，置于干净瓷杯里。用开水冲泡，盖焖 10 分钟。去渣后用蜂蜜调和即可。

【用法】佐餐食用。

【功效】清热透表，解毒利咽，凉血止痢。适用于脂肪肝患者。

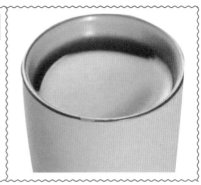